U0300424

珍版海外中医古籍善本丛书

明·梅得春 编集

郑金生 校点

药性会元

（校点本）

人民卫生出版社
·北京·

图书在版编目（CIP）数据

药性会元：校点本 /（明）梅得春编集；郑金生校
点. -- 北京：人民卫生出版社，2024. 6. --（医典重
光：珍版海外中医古籍善本丛书）. -- ISBN 978-7-117-
36390-7

Ⅰ. R285. 1

中国国家版本馆 CIP 数据核字第 2024PL7563 号

医典重光——珍版海外中医古籍善本数字化资源库
网 址：https://ydcg.ipmph.com
客服电话：400-111-8166
联系邮箱：ydcg@pmph.com

医典重光——珍版海外中医古籍善本丛书
药性会元（校点本）

Yidian Chongguang——Zhenban Haiwai Zhongyi Guji Shanben Congshu
Yaoxing Huiyuan（Jiaodianben）

编　　集：明·梅得春
校　　点：郑金生
出版发行：人民卫生出版社（中继线 010-59780011）
地　　址：北京市朝阳区潘家园南里 19 号
邮　　编：100021
E - mail：pmph @ pmph.com
购书热线：010-59787592　 010-59787584　 010-65264830
印　　刷：北京雅昌艺术印刷有限公司
经　　销：新华书店
开　　本：889×1194　 1/16　 印张：13　 插页：1
字　　数：206 千字
版　　次：2024 年 6 月第 1 版
印　　次：2024 年 6 月第 1 次印刷
标准书号：ISBN 978-7-117-36390-7
定　　价：79.00 元

打击盗版举报电话：010-59787491　 E-mail：WQ @ pmph.com
质量问题联系电话：010-59787234　 E-mail：zhiliang @ pmph.com
数字融合服务电话：4001118166　 E-mail：zengzhi @ pmph.com

珍版海外中医古籍善本丛书

丛书顾问

王永炎

真柳诚 [日]

文树德 (Paul Ulrich Unschuld)[德]

丛书总主编

郑金生

张志斌

校点凡例

一、《药性会元》三卷,明·梅得春编集,刊行于万历二十三年(1595)。本次校点的底本乃明·王纳谏刻,明万历二十三年(1595)序刊本的复制件。该底本现收藏于日本国立公文书馆内阁文库。

二、本书采用横排、简体,现代标点。简体字以 2013 年版《通用规范汉字表》为准(该字表中如无此字,则按原书)。原书竖排时显示文字位置的"右""左"等字样一律保持原字,不做改动。原底本中的双行小字,今统一改为单行小字。

三、若底本目录与正文有出入时,在分析原书结构之后,一般依据正文实际内容,予以调整或补订,并出校记予以说明。

四、校点本对原书内容不删节、不改编,尽力保持原书面貌,因此原书可能存在的某些封建迷信内容仍予保留。某些不合时宜、或来源于当今受保护的动植物药(如虎骨、犀角等),请读者注意甄别,切勿盲目袭用。每卷后重复出现的书名卷次等,则径删不出注。

五、本书为孤本仅存,没有校本,只能采用本书所引之原始文献(如《证类本草》等)之相关内容进行校勘。若底本引文虽有化裁,但文理通顺,意义无实质性改变者,不改不注。惟引文改变原意或文义不通时,方据情酌改,或仍存其旧,均加校记。

六、凡底本的异体字、俗写字,或笔画有差错残缺,或明显笔误,均径改作正体字,一般不出注,或于首见处出注。某些古籍中常见的极易混淆的形似字(如"已、己、巳""太、大"等),一概径改不注。而在某些人名、书名、方药名中,间有采用异体字者,则需酌情核定。或存或改,均在该字首次出现时予以注明。

七、原书的古今字、通假字，一般不加改动，以存原貌。或于首见处出注。避讳字一般不改。

八、凡属难字、冷僻字、异读字，以及少量疑难术语，酌情加以注释。原稿漫漶不清、脱漏之文字，若能通过考证得以解决，则补加注。若难以考出，用方框"□"表示，首次出注，后同不另加注。若能揣测为某字，然依据不足，则在该字外加方框。

九、不规范的药名，凡属误名者径改为正名，不另出注。药名中不属现代简化字，古代即属于异写、俗写者，原则上均依底本，必要时在该名首次出现时加注说明。医学术语用字不规范的处理原则亦同。

十、为版面清晰，阅读方便，药物之间空行排列。但若属同一药物来源的不同部位，则换行排列，中间不空行。

药性会元序

尝稽《周礼》：医师掌医政，理药以保王躬、寿民命，获效十全者称上功。故昔哲[1]王御宇，六气不侵，而灾眚[2]不作，熙熙焉如登春台，由燝然哉。夫医神于人，而神于医者，维药之力。药匪力，即神医弗神。医神于药，而药之所以力，维药之性。性匪辨，即神药弗力。五方风气异宜，物产异致，种类纠纷，赝伪仳僥[3]。有酸苦辛咸甘淡之味，则有温平寒热之性，而升降浮沉为用。因之先正[4]谓："人知辨真伪、识药之难，而不知分阴阳、识药性之尤难！"诚知言也。顾药性之辨曷昉[5]乎？自神农尝百药，制本草，救民疾苦，遗书百余卷，流播海寓，谭医者宗焉。仓、越[6]而下，如吴、李[7]《药录》，陶、苏[8]注解，永徽《图经》[9]，皆襃然上乘，什袭[10]世用。第其载集浩繁，家居犹便翻研，旅箧则难携挟。予摄生常须药物，温平凉热之性宜辨，而浪游数千里外，思一取而印证无燝也。春三月，以岁清圄圉之役[11]，奔走沅、卢、辰、淑间。会平溪经幕钱塘梅元实，持所辑《药性会元》三卷，谒予于舟次。卒业之词简而详，理约而明，指实而核，族类以部而分，方所以产而别，性味以品而殊。燮之以阴阳，配之以经络，济之以水火，参之以君臣

---

1 哲：原作"喆"。同"哲"。据改。
2 眚：shěng 音省。原指目疾。《说文解字》："眚，目病生翳也。"泛指疾病，疾苦。
3 仳僥：详上下文义，似应作"仳倠"（pí suī）。意为外貌丑陋。《广雅·释诂二》："仳倠，丑也。"
4 先正：前代贤臣。《书经·说命》："昔先正保衡，作我先王。"
5 昉：始。《列子·黄帝》："既出，果得珠焉。众昉同疑。"张湛注："昉，始也。"曷昉，即始于何处。
6 仓、越：即仓公（淳于意）、秦越人（扁鹊）的简称。
7 吴、李：即吴普（著《吴普本草》）、李当之（著《李当之药录》）的简称。
8 陶、苏：即陶弘景、苏敬的简称。陶氏撰《本草经集注》，苏氏领衔撰修《新修本草》，其书皆以注解《神农本草经》药物为主旨。
9 永徽《图经》：永徽为唐年号（公元 650-655）。据载永徽年间撰成唐《新修本草》（正文20卷，《图经》7卷），故永徽《图经》，实代指《新修本草》。
10 什袭：层层包装，以示珍贵。
11 岁清圄圉之役：圄圉，即牢狱。此处指作序者每年都要办理的有关监狱的差事。

佐使，附之以畏恶忌反。析明验于方施，识成功于已试。不必远稽古籍，近搜旁门，惟按类随索，如持左券[1]。殆照心之方诸[2]，辩昧之指南也。《肘后》神奇，到今珍之，此胡可秘？因授渠阳备司周南王君，梓以传焉。梓成，予览而喟然曰：仁哉！元实之用心也。其默契于元之理乎！夫元者善之长也。天为生物之元。举蚑行喙息[3]，靡不欲其荣而无瘁，畅[4]而无凋。然阖辟相乘，时序乃尔，则鼓艳阳熙育之，而使瘁者荣，凋者畅。哲王体天之元，布德施仁，春满六合。而人之疾痛痒疴，亦执所不能无，必恃良医调其荣卫，而药性纷错，未易熠其指归。彼执泥者，不能迎刃中綮，遑遑投之非剂，反以重其膏肓，庸非仁人所隐乎？此书堇[5]三峡，而探本该标，分条析缕，统会杏林百氏之元，以启橐钥、济人群，譬之天道，会四气之元而繁育品汇，然兹"会元"之义所由取也。颛[6]方脉者，得是书而校雠于《素问》，察[7]微于《难经》，折衷于卢、扁、张、王[8]，辩内外缓急补[9]，纵横出入于孙、俞、朱、李[10]之妙境，又何施而不可？仁哉！元实之用心也。元实才如操割，谭若悬河。祇以数奇，博官戎幕。初抵廨，值平溪亢旸疫甚，施药救之，所全活无算。甲午入棘闱供事，有分试刘司理疾笃，微息垂绝，群医视之，却步而走。元实植方进剂，起死回生，效捷于响。甫旬日，康复如初。斯固医神、药神，而实此书辩性之功神也。今天子省刑蠲赋，加惠黎元，万

1　左券：契约。古代契约分左右两券，各执其一，合之以为信。如持左券，比喻办事很有把握。

2　方诸：《周礼》司烜氏以鉴取明水于月。此鉴即"明诸"，又称"方诸"。此处喻可以像镜子一样使人明察事物。

3　蚑行喙息：指用足行走，以喙呼吸的动物。泛指各种有生命之物。

4　畅：（chàng 音畅）通"畅"。《汉书·郊祀志上》："草木畅茂。"颜师古注："畅与畅同。"即旺盛繁茂。

5　堇：通"仅"。

6　颛：通"专"。颛方脉者，即指以医为业的人。

7　察：原作"詧"。同"察"。据改。

8　卢、扁、张、王：古代名医，指卢医、扁鹊、张仲景、王叔和。

9　补：据文义，此下当脱"泻"字。

10　孙、俞、朱、李："孙"疑为孙思邈，俞氏不明。朱、李即朱震亨（丹溪）、李杲（东垣）之简称。

方喜更生之会，而僚属中又有阴培元气，济物疗民若斯集焉。所裨于春台之化，岂其微哉？予嘉元实之用心，而其名不可令久而芜没也，谩识数言弁诸首，且藉此为仁民之一助云。

万历二十三年岁次乙未夏六月上浣之吉

赐进士第、亚中大夫、湖广承宣布政使司分守湖北道、兼管抚苗、

右参政、前巡按直隶、奉敕提督学校，监察御史、侍经筵官

浙暨阳　还冲　陈性学撰

目录[1]

---

1 目录：原书各卷有目录，今均集中于书前，各药后增标页码。原各卷目录末之"卷×目录终"删讫。各部药数用小字。

2 药性……之法：此条前原有"附"字。原书将此条及此下三条作附录，缀于上卷目录之后。今去"附"字，将此四条标题补入上卷目录之首，正文置于草部之前。

3 四：据正文实际药数当作"五"。

4 甘：原无。据正文补。

---

1 耆：原作"蓍"，据《证类本草》卷七"黄耆"条改。

---

1 威：原作"葳"，不合命名原意，据《证类本草》卷十一"威灵仙"改。

2 天麻：原脱。据正文补。

1 蒡：原作"旁"，据《证类本草》卷九"恶实"条改。

2 韦：原作"苇"，据《证类本草》卷八"石韦"条改。

---

1 及：原作"茇"，据《证类本草》卷十"白及"条改。
2 鲜：原作"藓"，据《证类本草》卷八"白鲜皮"条改。
3 巴：原作"芭"，据《证类本草》卷十一"葫芦巴"条改。

---

1 豨莶：原误作"稀签"，据《证类本草》卷十一"豨莶"条改，下同此误径改。

2 句：原误作"狗"，据《证类本草》卷七"天名精"条改，与正文合。

1　茳：原误作"红"，据《证类本草》卷九"茳草"条改，与正文合。

2　葙：原误作"箱"，据《证类本草》卷十"青葙子"条改。

1 八十九：据正文实际药数当作"九十"。
2 苦竹叶：原脱。据正文补。

---

1 楝：原作"練"，通"楝"。虽为通假字，然此处为药名，按"凡例"改用常用药名。后同不注。

1 夷：原误作"香"。据正文改。
2 倍：原作"棓"，据《证类本草》卷十三"五倍子"条改。

---

1 真：原误作"贞"，据《证类本草》卷十二"降真香"条改，与正文合。

---

1 葵：原误作"瓜"，据《证类本草》卷二十七"冬葵子"条及实际内容改，与正文合。

---

1 梁：原作"梁"，通"粱"。虽为通假字，然此处乃药名，按"凡例"改用常用药名。后同不注。

2 华粉：原作"粉华"。据正文乙转。

3 衔：原作"啣"。同"衔"。据改。

---

1 硝：原作"消"，据正文改。

---

1 推：原误作"堆"，据《证类本草》卷四"天子藉田三推犁下土"条改，与正文合。
2 铅：原误作"松"，正文亦同，乃"鈆"之误。"鈆"即"铅"，据改。
3 腊：原作"臈"。同"腊"。据改。
4 泉：原作"浆"，据《证类本草》卷五"泉水"条改。

1　碱：原作“鹹”，今改作“碱”，注见正文卷下“卤碱”条。

1　阴茎：原作"肾"。据正文改。

---

1 亭长：原作“长亭”。据正文乙转。

2 僵：原作“姜”，据正文改。

3 蛾：原脱，据正文补。

4 猫：原作“毛”，据正文改。

5 白颈：二字原无。据正文补。

6 玳：原作“瑇”，同“玳”，据改。

---

1 类：原无，据正文补。

2 鱼甲：原作"甲鱼"，据《证类本草》卷二十一"鮀鱼甲"条乙转。

1　蝮：原作"馥"，据《证类本草》卷二十二"蝮蛇胆"条改。

卷 上

钱塘　元实甫　梅得春　编集

马平　夷仲甫　陆可行　考订

楚零　可贞甫　王有恒　同校

周南　君采甫　王纳谏　梓行

楚靖　后学　陈谟　誊次

药性升降浮沉补泻之法[1]

足厥阴肝、少阳胆　　木　味：补辛，泻酸；气：温补，凉泻。

手少阴心、太阳小肠　火　味：补咸，泻甘；气：热补，寒泻。

足太阴脾、阳明胃　　土　味：补甘，泻苦；气：温凉寒热补泻，各从其宜。

手太阴肺、阳明大肠　金　味：补酸，泻辛；气：凉补，温泻。

足少阴肾、太阳膀胱　水　味：补苦，泻咸；气：寒补，热泻。

五臭凌五脏例

开腠理，致津液，通其气也。

臊入肝，腥入肺，香入脾，焦入心，腐入肾。

诸经泻火之药

黄连泻心火，栀子、黄芩泻肺火，白芍药泻肝火，

柴胡、黄连泻肝胆火，知母泻肾火，木通泻小肠火，

黄芩泻大肠火，柴胡、黄芩泻三焦火，黄柏泻膀胱火。

引经报使

太阳：手小肠、足膀胱经，上部用羌活，下部用黄柏。

少阴：手心经用黄连，足肾经用知母。

少阳：手三焦经、足胆经，上部用柴胡，下部用青皮。

厥阴：手胞络用柴胡，足肝经用青皮。

阳明：手大肠经、足胃经，上部用升麻、白芷，下部用石膏。

太阴：手肺经用桔梗，足脾经用白芷。

1　药性升降浮沉补泻之法：此节及下三节原系卷上目录后之附录，今去"附"字，将此四节移于卷前。

草部第一[1] 计一百九十四味

当归

味甘、辛，无毒。可升可降，阳中微阴。恶蘭茹，畏菖蒲、海藻、牡蒙。入手少阴心经，以心主血也。入足太阴脾经，以脾裹血也。入足厥阴肝经，以肝藏血也。头，引血而上行；身，养血而中守；梢，破血而下流；全，活血而不走。

补血补虚劳，治血症通用。大补不足，决取立效之剂。气血昏乱，服之而定，大和血脉。与川芎同用，能治血虚头痛。《本草》云：主治咳逆上气，温疟寒热洗洗（音癣[2]）在皮肤中，及女子诸虚不足，漏下绝子，诸恶疮疡，金疮，跌扑。温中止痛，除客血内塞，中风痉、汗不出，湿痹，中恶，客气虚冷。补五脏，生肌肉。血刺腹痛，润燥，疗齿眼痛不可忍。治头风痛，止汗，明目，养心定悸，胎前产后，恶血上冲，脐腹急痛，癥瘕胎动。是皆尽当归之用矣。如治大便燥结，产后诸症，俱用身、梢。此剂能使气血各有所归，因名曰当归。

凡用肥大润泽者佳。

制法：酒浸。冬浸一宿，春、秋浸半日，夏酒洗；切，焙干用。

防风

味甘、辛，气温，无毒。浮、升，阳也。杀附子毒，恶干姜、藜芦、白敛、芫花。行足太阴脾经、足阳明胃经药、足太阳膀胱本经药。

主治肺气，能泻肺余。以体用通疗诸风，祛诸恶风，仍蠲脑痛，明目，止汗，疗崩。头眩、头痛及风邪，目盲无所见；风行周身，骨节疼痹，烦满胁痛；头面来去游风，四肢挛急，字乳金疮，内痉疮疡，赤眼流泪。去经络中留热，治一身尽痛。听君将命令而行，随所使而至。得泽泻、藁本，疗风；得当归、芍药、阳起石、禹余粮，疗妇人子脏风。乃风药中之润剂。多服令人表虚。

凡使去芦，坚实者佳。

1　第一：原无。据目录补，以符合全书体例。以下"第二"同，不另出注。
2　洗洗音癣：原作"癣"。据《证类本草》卷八"当归"条引《本经》补改。

升麻

味苦、平，气微寒，无毒。浮而升，阳也。入手阳明大肠经、足阳明胃经、足太阴脾经行经药。

主引葱白，散手阳明大肠经之风邪。引石膏，止足阳明胃经之齿痛。引诸药游行四经，升阳气于至阴之下。消风热肿毒，发散疮痍。鬼脸，一云升麻，能教百毒消，痘疹[1]斑疮宁可较？解一切毒，除热，去风，伤寒时气之要药。治脾胃，解肌肉间热。除手足阳明伤风，引经之要药，及发散本经风邪。若元气不足者，用此于中，升阳气上行，不可缺也。《本草》云：治肺痿咳唾脓血。若与柴胡同用，以苦平之薄味，能升胃中之清气，上腾而复其本位。又能引黄耆、甘草甘温之气味上升，能补卫气之散解而实其表，且能缓带脉之急缩。谓脉之迟实而不能起者，非脉数而能缓也。辟瘟疫时气，热病瘴气，杀精鬼，除蛊毒，入口皆吐。中恶腹痛，头痛，喉痛，口疮。

凡用，细削去皮。青绿色者佳。如黑皮并腐烂者不用。其虚劳阳胜而咳血疾，并服之。急缩者戒之。

羌活

为君。味苦、平、甘，气微温而升，阳也。无毒。入手太阳小肠经，足太阳膀胱经表里引经药。

主散肌表八风之邪，除周身百节之痛，排巨阳肉腐之疽，除新旧风湿之症。明目驱风，除筋挛肿痛，头痛筋抽，风气挠痛。治贼风失音不语，气痒[2]血癞，手足不遂，口眼歪邪[3]，遍身癣痹。利关节，大无不通，小无不利，乃拨乱反正之主也。

凡用，紫色节密者佳，黑皮及腐者不用。

独活

味辛、甘、平，气微温。沉而升，阴中阳也。无毒。入手少阴心经，足少阴肾经引经药。

治诸风掉眩，颈项难伸，风寒湿痹，两足不仁。疗诸风骨节疼痛，不论新

---

1 疹：原作"癥"。同"疹"，据改。

2 气痒：《证类本草》卷六"独活"条作"多痒"。

3 邪：通"斜"。

久；手足拘挛，肌皮苦痒，两足寒湿，肿不能动。头眩目晕，风毒齿痛，金疮痫痉。与细辛同用，治少阴头痛，又能燥湿。

凡用，黄色成块者佳。

柴胡

为君。味苦，微寒。气平，升也。阴中之阳也。无毒。入手少阳三焦、足少阳胆经，手厥阴包络[1]、足厥阴肝经引经药。

主治左右两傍胁下痛，日晡潮热往来生。在脏调经内主血，在肌主气上行经。疗肌，解渴，去热劳伤。治伤寒为最要之圣药，去往来寒热，用尖梢功力最效。又下气消痰止嗽，去肠胃心腹中结气，推陈致新，除伤寒心下烦热、痰食。又治少阳头痛，明目益精。引少阳胃气上升，消胃胁气满，饮食集聚，五脏间游气，大肠停积。泻肝火，祛邪疟。在脏主血，在经主气，妇人胎前产后必用之药，加四物内调理。

凡用，银州者佳。

葛根

味甘、平，性寒，可升可降，阳中之阴也。无毒。杀巴豆百药毒。

主发伤寒之表邪，止胃虚之消渴，解中酒之积毒，治往来之温疟。止汗解醒，发散伤寒，消热毒。治咽干，身发大热。止呕吐，除诸痹，解诸毒。疗伤寒中风头痛，解肌发表、出汗，开腠理，发痘疹，疗金疮。生根捣汁，大寒。疗消渴伤寒壮热，治天行时病，烦渴热毒，吐血。

花：能消酒。

叶：主金疮止血。

粉：主压[2]丹石，解鸩毒，去烦热，利大小便，止渴。小儿热疮，以葛根浸，捣汁，饮之愈。

前胡

味苦，微甘。气微寒，无毒。半夏为使，恶皂荚，畏藜芦。

---

1 包络：原无。本书言心包络均省去"心"字，不再另注。
2 压：原误作"厌"。据《证类本草》卷八"葛粉"条改。

主除内外之痰食，下气消痰，推陈致新，安胎，止嗽。又治痰满胸膈，中痞，心腹结气，风热头痛。去食，及治伤寒时气，内外俱热。又能定喘，明目益精，小儿一切疳气。

凡使，去毛，水洗净用。勿误用野蒿，根形类前胡，但味酸，粗硬，服之令人反胃，吐不受食。

甘菊花

味甘、平，气微寒，无毒。可升可降，阴中之阳也。桑白皮为使。

主散八风上注之头眩，止两目欲脱之泪出。散食消风，头眩搅痛。又治胸中烦热，能明目聪耳，补阴，安肠胃，养血，荣目，祛除遍身诸风，并四肢游风，腰痛，目上翳膜。活皮肤死肌，利血气，调四肢。久服延年。

凡使，用园圃篱砌栽蓄，黄白色小花，味甘者佳。若山野味苦者，勿用，误用伤人胃气，不堪入药。

细辛

味辛，性温，无毒。一云有小毒。升也，阳也。独活、曾青、枣根为使，恶狼毒、山茱萸、黄耆，畏硝石、滑石、藜芦。为足少阴肾经引经药。

主治少阴合病之头痛，散三阳数变之风邪。去头风、止嗽，而医齿鼻。温中下气，仍主脑、腰疼，拘挛风痹，明目。破妇人瘰，女人血闭。治诸顶头痛，诸风通用。温少阴经，去内寒，故东垣治邪在里之表。又治咳逆头痛，百节拘挛，破痰，利水道。治少阴肾经苦头痛在额。开胸中滞，益肝胆，通九窍，止眼风泪下，除齿痛、喉痹、齆[1]鼻，头面风痛不可缺。散水寒内冷，疯痫癫疾，下乳结，汗不出、血不行。安五脏，通精气。

若单服末，不得过五分，多则气闭塞不通而死。

白芷

味辛，气温。升也，阳也。无毒。入手阳明大肠经、足阳明胃经本经药。入手太阴肺引经药。恶旋覆花，当归为使。

1　齆：wèng，鼻塞。《龙龛手鉴·鼻部》："齆，鼻塞病也"。

主祛头面皮肤之风,除皮肤燥痒之痹。止手阳明头痛之邪。止崩漏,治痈疮肿诸毒,疗赤白下痢。能排脓疮,边除风热与痰。眉棱骨痛,类似头风,同酒芩为末,效。疗血闭阴肿,寒热头风,目泪,长肌肤[1],去面䵟,可作面脂。肺经风热,头眩目痒。与细辛、辛夷[2],同医鼻病。专治蛇咬,研末擦伤处,或捣汁浸咬处。

芎藭

味辛,气温。升也,阳也。无毒。入手厥阴包络、足厥阴肝经、手少阳三焦、足少阳胆经本经药。白芷为使。抚芎定周身经络之痛,总解诸郁,俗名川芎。

主上行头角,助清阳之气而止痛;下行血海,养新生之血以调经。驱风湿,补血,止头痛,治筋挛,定经络,疮家止痛之要药。伤寒、内寒,手、足厥阴头痛在脑,及手、足太阳头痛必用之药。如不愈,各加引经药。主中风入脑,目疾流泪,缓急金疮,多涕唾,忽忽如醉,面上游风,一切风气,寒痹拘挛,中恶卒急痛,肿胁风痛,破癥宿血,经闭无子,心腹坚痛,胸膈胁疼。温中散寒,开郁行气,诸疮排脓,血虚及头痛。若单服、久服,则走泄真气,多致暴亡,戒之。吐血、衄血者忌用,以其能行而不止也。得细辛,疗金疮止痛;得牡蛎,疗头风吐逆。

凡使,形块重实,其中色白如云者佳。其苗名蘼[3]芜,久服通神。

藁本

味苦、辛,性微温。升也,阴中之阳。无毒。畏青葙子。入手太阳小肠、足太阳膀胱本经药。出岩州者佳。

主治大寒气客于巨阳之经,苦头痛,流于巅顶之上。祛风入四肢,妇人阴肿疼痛。治寒邪郁结头脑,齿疼、头面风,遍身皮肤风湿,腹中急,并寒疝瘕,疗弹曳,金疮。可作沐药、面脂,长肌肤,悦颜色。引诸药上行至巅顶。俗名上芎。

麻黄

味甘,性温。升也,阴中之阳。无毒。恶辛夷、石韦,厚朴为使。入手太阳小肠经。

1　肌肤:原作"肤肌",据《证类本草》卷八"白芷"条乙转。

2　夷:原作"荑",据《证类本草》卷十二"辛夷"条改。下同此误径改。

3　蘼:原误作"蘪",据《证类本草》卷七"蘼芜"条改。

主治：其形中空，散寒邪而发表；其节中闭，止盗汗而固虚。表汗而止咳嗽，发散攻头痛。发汗用茎，止汗用根节。丹溪云：泄卫中湿，去荣中寒，发手太阳小肠、足太阳膀胱、手少阴心、足少阴肾经之汗。治中风伤寒头痛，温疟、皮肤寒湿，及风通九窍，开毛孔，止嗽逆上气，除邪气，破坚积，消赤黑斑毒，身上毒风，癣痹不仁。多服令人表虚。治伤寒虽有发汗之功，冬月可用。交春分后止，可用九味羌活汤，最稳。春夏用之，恐其汗倾身而来，势不能止，多致不救。

桔梗

味苦、辛，性微温。升也。阴中阳也。有小毒。又一种名曰苦梗，性同。畏白及、龙眼、龙胆草。节皮为使。

主治咽喉痛，兼除鼻塞，疗隔气，专治肺痈，为诸药之舟楫。又为肺部之引经。下气利胸膈，止嗽、宽胸，能开提其气，血气药中宜用之。且载诸药，不能下沉，故云舟楫。又治胸胁痛如刀刺，腹满胀、幽幽鸣，定惊悸，利五脏肠胃。除肺热气促嗽逆，消痰涎，破积块，清头目，补内漏，排脓[1]下痢，破血；中恶，及小儿惊痫客忤，祛寒热风痹，温中消谷，下蛊毒。得牡蛎、远志，疗恚怒；得硝石、石膏，疗伤寒。

制法：米泔浸一宿，切片，焙干用。

半夏

味辛、平，生微寒，熟温。降也，阳也。有毒。恶皂角，畏雄黄、生姜、干姜、秦皮、龟甲，反乌头，射干为使。

主除湿，化痰涎，大和脾胃。治风痰，痰厥头痛，去痰健脾，止呕。熟则令人下，生则令人吐。用须合生姜制。头因痰厥苦甚，属手太阴肺经头痛，非此不能除。治喘、心痛，寒痰、湿痰。疗伤寒寒热，心下坚痞，急痛下气，咽喉肿痛，咳逆、肠鸣，消胸膈痰热结满上气，时气，痈肿，堕胎，理痿黄，悦泽面目，诸血症禁用。

凡嗽，春是初生之气，夏是火炎上，最重；秋是湿热伤肺，冬是风寒外触。

---

1 脓：原作"浓"。据《证类本草》卷十"桔梗"条引《日华子》改。

用药发散之后，必以半夏等药，逐去其痰，庶不再来。油炒半夏，大治湿痰。妊妇忌之。如用，必须姜汁炒过。若患口燥咽干及干咳嗽者，俱不宜用。汗家勿用，以其用姜故也。丹溪云：半夏属金与土，仲景用之于小柴胡汤，取其补手、足阳明大肠、胃经也，岂非燥脾土之功？今人惟知去痰，不言益脾，盖能分水故也。伤寒渴者去之，恐燥津液耳。夏至生，故名半夏。

制法：凡用以生姜汁浸透，晒干。入煎药须加生姜。

又法：用滚水调石灰浸透，再用明矾、朴硝煎水，浸透、晒干，可以嚼食。

南星

味苦、辛。可升可降，阴中之阳也。有毒。畏附子、生姜、干姜。

主坠中风不省之痰毒，疗破伤如尸之身强。去惊风痰吐之忧，专能下气，风痰脑痛。止怔仲，消血堕胎，消痈肿。欲其下行，以黄柏引之。与白附子同用，治风痰，疗麻痹，破坚积，利胸膈，散金疮扑损瘀血，虫咬，疥癣，恶疮。且治日久之稠痰而定喘。嗽痰多者，非此不能除。

凡使，泡之易裂者真。见用必须姜制。

制法：腊月将南星切碎，内牛胆中装之，阴干听用。牛胆制过南星，收十年已上者，胜于牛黄。

人参

味甘，气温。浮而升，阳也。无毒。反藜芦、恶卤咸。茯苓为使。若服人参一两，入芦一钱，其参为虚费矣，戒之。同细辛收，经年不坏。

主治：止渴，生津液，和中，益元气。肺冷则可服，肺热还伤肺。润肺宁心，开脾助胃，补五脏之阳，安神定魂魄，止惊悸，除邪气，明目，开心益智。疗肠胃中冷，心腹鼓痛，胸胁逆满，霍乱吐逆，通血脉，定虚喘，补阳气不足，气短促。补上焦元气，则用升麻引之；补下焦元气，茯苓为使。血虚宜补气而血自生，所谓阳旺则阴血自生。入手太阴肺经，而能补足阳明胃经之阴火。如用人参，必与陈皮同服，以利其气。味甘温而泻火，补中益气，上喘气短，损其元气，以此补之。苍黑人服之，恐反助火邪而烁真阴，可用黄耆、白术代之；若肥白人服之，妙。如服参多而气闷作喘者，急煎枳壳以解之。其肺热喘嗽，劳嗽吐血，俱禁用。生上党及辽东者良。如人形有神。去芦和细辛收，经年不坏。

凡使，要大块肥泽者佳。得五味子、麦门冬，能泻火益肺。

参芦：大泻太阴之阳。如人暴怒，则肝主怒，肺主气，怒则气逆，肝木乘火侮肺，致成痰郁，故咳逆等症，可用参芦吐之。

余在都中，每见医以人参浪用，不审可否，惟概补之，往往毙伤不可胜计，同志者慎之。

制法：细切，用层纸包，童便微浸，蒸，晒干用。

天门冬

味苦、平，性大寒。升也。无毒。贝母、地黄为使。畏曾青，忌鲤鱼。入手太阴肺经、足少阴肾经药。

主保肺气不被热扰，定喘促，陡得安宁。止嗽，补血，冷而润肝心，镇心，止吐血衄血。性冷而能补大虚，悦颜色，除寒，通肾气。治肺痿生痈吐脓，止消渴，利小便。主诸暴风湿偏痹，强骨髓，杀三虫，去伏尸，养肌肤，益气力，疗五劳七伤。久服轻身延年。《衍义》云：治肺热之功居多，其味苦泄而不收，寒多之人禁服。

制法：去心，焙干用。

麦门冬

为君。味甘、平，性寒。降也，阳中之阴。无毒。畏苦参，恶款冬花、地黄，车前为使。入手太阴肺经药。

主退肺中隐伏之火，生肺中不足之金，止燥渴。阴得其养，彼虚劳之热不能侵。又清心、解烦热而除肺热，开结气，益心肠劳热，可除烦，可保安神，强阴益精，而补肺中元气，及治血妄行，安五脏羸瘦，短气身重，目黄，心下支满，消谷调中，止久嗽肺痿吐脓血。能令人肥健有子。若与地黄、麻仁、阿胶同用，润经益血，复通心脉。

制法：去心用仁，乳拌蒸尤效。连心用，令人烦闷。

甘草

味平，无毒。白术、干漆、苦参为使。忌猪肉、菘菜。恶远志。反大戟、芫花、甘遂、海藻。

其性生则寒，炙则温。生则分身、梢，泻火；炙则健脾胃和中，解百毒有效，协诸药无争。以其甘能缓急，故有国老之称也。大缓诸火，下焦药少用，恐太缓不能速达。此药为众药之王，安和草石，厚德载物之君子也。治五脏六腑寒热邪气，温中，下气，消烦。气短，咽痛，咳嗽，通经脉，利血气，疗疮疽，坚筋骨，能缓寒热。炙补三焦元气，养血补血。腹中急缩，宜多用之。心火乘脾，以炙甘草泻其火，而补脾胃中元气。阴茎痛是足厥阴肝经气滞兼热，用甘草梢以缓其气，同黄柏用之效。梢，又能除胸中热。节，能消肿导毒。有呕吐禁用，以其甘缓，反作呕也。

制法：凡用去皮，或酥炙、蜜炙用。

熟地黄

味苦、甘，性温。沉也。阴中之阳也。无毒。入手少阴心经，足少阴肾经，手厥阴包络，足厥阴肝经。

一名芑，一名节。以水浸沉者佳。恶贝母。畏芜荑。

主活血气，封填骨髓，滋肾水，补益真阴。伤寒后胫股最痛，新产后脐腹难禁，补血，且疗虚损，止崩漏。治劳怯，安魂，补内伤，保心神，能除惊悸，补血衰，长肌肉。又且益精，男子五劳七伤，女子伤中，胞漏下血，破恶血溺血，跌折绝筋，伤中逐血。作汤除寒热积聚，利大小肠及诸血妄行，退劳热，老人中虚燥热；黑须发，通血脉，益气力，利耳目。生者尤良。若中满痰盛者禁用。肥人不宜多服，以其泥膈滞痰故也。如必用，以姜汁拌炒之。花，即地髓花，可单服延年。得麦门冬、清酒良。熟补肾，生凉血。

制法：凡使不犯铁器，用木甑、沙锅酒蒸。犯铁令人消肾，男损血，女损气。忌食萝卜，令人发易白。

生地黄

味甘、苦，性大寒。沉而降，阴也。无毒。入手太阳小肠经、手少阴心经。

主凉心火之血热，泻脾土之湿热，止鼻中之衄热，除五心之烦热。宣血，更医眼疮。又能行血，兼止吐、衄、便红、咳血。又治折伤，产后血上攻心，闷绝伤身，及女人经水闭绝，崩中血不止，胎动下血，胎不落堕。折伤，瘀血、留血、衄、吐,皆可捣汁而用之。治虚痨骨热,润燥。经水不止,能使归经。热牙肿痛,补肾水,真阴不足感寒。治少阴心热在内,有补阴降火之功。病人热多身虚者勿用。

制法:凡使忌铁器,酒洗用。

白术

味甘,气温。可升可降,阳也。无毒。防风、地榆为使。忌食桃、李、雀、蛤。入手太阳小肠经、手少阴心经、足阳明胃经、足太阴脾经药。

主利水道,有除湿之功;强脾胃,有进食之效。佐黄芩,有安胎之能;君枳实,有消痞之妙。消痰、温胃而止吐泻,益脾止呕而动气不宜。疗风寒湿痹。补虚劳,消肿,除胃中热,利腰脐间血。祛大风在身而死肌痉疸,风眩头痛,目泪出,逐皮间风水结肿,除心下急满,及霍乱吐泻不止。生津液,暖胃,消谷嗜食,治脾胃虚弱,不思饮食,消宿滞,除寒热,止下泻,水肿胀满,水泻呕逆,腹中冷痛,利小便,安胎,止汗,消痞,补中。伤寒动气,及心腹因气疼甚,并诸风疼痛者禁用。

制法:去芦,米泔浸洗,切片,向东陈壁土拌炒,去土用。

苍术

味苦、甘,辛烈,气温。浮而升,阳也。无毒。入足阳明胃经、足太阴脾经药。

主补中除湿,力不及白术;宽中发汗,功过于白术。治目盲,燥脾胜湿,平胃气,驱岚瘴,伤寒痹、湿、疟,俱可发散。《衍义》云:气味辛烈,发汗尤速,雄壮上行之气,能除湿气,下安太阴,故感寒用之,使邪气不传脾经,且能发汗,治湿痰、身多软重。许学士用之,以治痰饮成窠,行痰极效。疗痰挟瘀血成窠囊,与抚芎同用,总解诸郁。凡郁在中焦,以抚芎开提其气而升之,食在气上,气升则食降。与茯苓、白术及补血药治产后症,使水自降。疗右边头痛,属热属痰,及治太阴头痛。消谷进食,辟瘟疫,风在身面。除恶气,消疠癣,心腹胀痛,止呕吐。盐水炒,佐黄柏力健,行下焦,除腰足湿热。

制法:先用滚水洗去沙土,然后用滚米泔浸三日,三换洗,去粗皮,切片,晒干,炒用。

黄耆[1]

味甘，气温。可升可降，阴中阳[2]也。无毒。入手少阳三焦经、手太阴肺经、足太阴脾经。畏防风。得防风其力愈大者，盖相畏而相使也。酒炒过用。恶皂荚[3]、白鲜皮。

主温分肉而实腠理，益元气而补三焦。内托阴症之疮疡，外固表虚之盗汗。止痛排脓，主痈疽之久败；补虚疗弱，止虚渴以强筋。实皮毛，闭腠理，而不令自汗。治耳聋，祛风癞，五痔、鼠瘘，小儿百病，妇人子脏风邪，逐五脏中间恶血，补丈夫虚损劳伤羸瘦，腹痛泄痢，利阴气，疗筋挛。治虚劳自汗，补血，及脾胃虚弱。定虚喘短气，退虚热，泻阴火，补肺气，利肠风，止血崩带下，月候能匀，胎前产后，一切病症。补肾、三焦、命门元气。凡脾胃一虚，肺气先绝，用此以益皮毛。其劳热甚者，加而用之。气虚头痛，与人参为主治之。苍黑人及气盛者少服，嗽者减用，以其补气故也。

凡使，用微黄色皮、中白绵软者佳。一云动三焦之火，治疮疡生用，补虚蜜炙用。外行表，中补脾胃，下治伤寒及脉不至，乃三焦之药也。劳力甚者，加而用之。

白芍药

味苦、酸、平，气微寒。升而微降，阳中阴也。有小毒。雷丸为使。恶石斛、硝石、鳖甲、小蓟。反藜芦。入手太阴肺经、足太阴脾经。有赤白二种，白补而赤泻，白收而赤散，俱为臣，得甘草为佐。

主扶阳气，大除腹痛，收阴气，陡健脾经。堕其胎，能逐其血；损其肝，能缓其中。补虚而生新血，退热尤良。亦可安胎止痛。惟治血虚腹痛，其余腹痛不治，以其酸寒收敛而无温散之功故也。产后禁用，盖为伐生发之气。诸火不宜，恐酸寒敛火，而不能降解。与白术同用，则能补脾；与川芎同用，则能补肝；与人参、白术同用，则补气。治腹中痛，下痢须炒，后重者不炒。一云血虚寒人禁用。古人有"减芍药以避中寒"，诚不可忽。

1　耆：原误作"蓍"，据《证类本草》卷七"黄耆"条改。
2　阴中阳：阴、阳二字分别俗写作"阥""阦"。《篇海类编·地理类·阜部》："阥，俗阴字"，"阦，俗阳字"。据本书校点体例正，下同不注。
3　荚：原误作"甲"。据《证类本草》卷十四"皂荚"条改。

制法：酒浸引经。

赤芍药

气味、畏恶反使俱同前。

主破血而疗腹痛，烦热亦解，通经，除热，明目，下气，利小便、膀胱、大小肠，能祛水气，疗邪气腹痛，逐贼血，消痈肿。

石菖蒲

味辛，气温、平。无毒。秦艽为使，恶麻黄，忌饴糖、羊肉。勿犯铁器。生石涧，一寸九节者良。其露根泥菖、夏菖俱勿用。又有形似竹根鞭，色黑、气秽、味腥者，俱不入药。

主开心气，疗冷气，更治耳聋，明目。疗风寒咳逆上气，补五脏，通九窍，出声音，耳鸣痛，兼治头风，杀诸虫，辟鬼气，痈疮疥瘙。止小便，利四肢湿痹，不得屈伸。温肠胃，下气，除烦闷，疗心腹痛，胎动下血。身积热不解，可作汤浴。久服聪耳目，不忘事，不迷惑，益心志。

远志

为君。味苦，气温。沉而降，阳也。无毒。畏蜘蛛、藜芦、蛴螬。杀天雄、附子毒。得茯苓、葵子、龙骨良。苗名小草，似麻黄，无节。

主有宁心定志之妙，止梦中遗精，疗咳逆伤中，补不足，强阴益精，令人智慧，定惊悸，聪耳明目，不忘。除邪气，利九窍。强志倍力，利丈夫，安心神，补虚损，壮阳道。去心下膈气，脾胃中热，面目黄。

制法：去心，用甘草、黑豆汤浸、煮，炒干用。

五味子

味酸，性温。可升可降，阴也。无毒。肉苁蓉为使，恶萎蕤，胜乌豆。其味酸、甘、咸、苦、辛。全，故名也。入手太阴肺经、足少阴肾经药。

主滋肾经不足之水，收肺气耗散之金。除烦热，生津止渴；补虚劳，益气强阴。北五味补虚、下气，止嗽生津，止渴润肺。治劳嗽，消酒毒，强筋益精，有补肾之功。食之多，生虚热，盖为收补之骤也。又收肺气，治火热咳嗽必用之药。止于拾粒,恐骤闭其邪,宜先以桑白皮、杏仁兼用之可也。若黄昏嗽多者,火气浮于肺,不宜用凉药,同五倍子用,敛而降之。又以酸寒体浮,收目中瞳人散,疗劳伤羸瘦,生阴中肌肉,养五脏,生脉补元。在上滋肺,在下补肾。肾气耗散,用以收之。南五味,治风邪在肺。

知母

味苦,气寒。沉而降,阴也。无毒。入足阳明胃经、手太阴肺经、足少阴肾本经药。

主泻无根之肾火,疗有汗之骨蒸;止虚劳之阳胜,滋化源之阴生。治咳嗽而润心肺,消热渴以理伤寒。治热中,下水,补不足,益气,劳热、传尸注病,产后蓐劳,久疟烦热。滋肾水,化热斑,除邪气,肢体浮肿,膈中恶,及风汗内疸,安心定悸。虚人口干,加而用之。与贝母同治久嗽、劳嗽、食积,化痰。与地骨皮同用,能降肺火。

制法:去毛,上行用酒炒,下行用盐水炒。勿犯铁器。

贝母

味辛,气平、微寒。无毒。厚朴、白薇为使。恶桃花,畏秦艽、矾石、莽草,反乌头。

治人面疮,烧灰油调,傅之效。《诗》言采其虻,即贝母也。大疗郁结。

主清痰、止嗽而利心胆,理伤寒,大除烦热。疗金疮、乳痈、喉痹、疝瘕、淋沥,消心腹结实胀满,消痰润肺,解热毒、恶疮,能敛口生肌。散胸中郁结之气,及久思积虑,心中不快、多愁者甚效。凡文人诗客,吟作不就,心思太甚,胸膈郁郁生痰者最妙。去劳怯热,极消瘿瘤。恶风寒,目眩项直,安五脏,利骨髓。又治久嗽、劳嗽。与石膏同用,治胃火;与瓜蒌仁同用,治上半日嗽;与陈皮、黄芩同用,治口燥咽干,痰成块核。

凡使,须倍于别药。去心用。龙潭白润、大个者佳。

黄芩

味苦、平,气寒。可升可降。无毒。山茱萸、龙骨为使。恶葱实,畏丹砂、牡丹、藜芦。入手太阴肺经、手阳明大肠经。圆实者为子芩,力最胜。破者名宿芩。腹中腐者，名枯芩。俱入肺经药。

其性中空而飘者，泻肺火，消痰利气，除风湿、留热于肌表。细实而坚者，泻大肠火，养阴退阳，滋化源，退热于膀胱。退诸热，而治五淋崩因热者。疗热盛黄胆，止痢。若血崩虚寒者，不可用。安胎及胎因火动逆逼，上下冲心作喘者，急用以消之，须沉实者为最。降三焦火下行，及治痰热，须用中空枯芩，以其能救肺中之火，故感寒方内治太阴肺热在胸。若去上焦湿热，必须以此泻其肺火。肺有湿亦宜用之，肺虚不宜多用，多则损肺，又当用天、麦门冬、知母之类。又疗肠澼[1]、热泄痢，逐水，下血闭，恶疮发背、乳痈疔疮、疽蚀火疮，目赤肿。解肌肉中风热，泄肺受火邪，消膈上痰热，祛胃中湿热，小腹绞痛，利小肠。主天行热疾，下痢脓血，腹痛后重。得厚朴、黄连止腹痛；得五味子、牡蛎，令人有子；得黄耆、白敛、赤小豆，治鼠瘘。

制法：酒浸上行，酒炒入肺经，不炒入大肠经。

黄连

味苦，气寒。沉也，阳也。无毒。黄芩、龙骨为使。恶菊花、芫花、玄参，畏款冬花。胜乌头。解巴豆毒。忌猪肉、冷水。入手少阴心经。

主泻心火，消心下痞满之状；疗肠澼，除肠中混杂之红。治目疾暴发痛泪，治疮疡首尾皆同。厚肠胃而止泻痢，除心热兼疗口疮，五劳七伤，心腹疼痛，定惊悸，疗烦燥[2]，止消渴，除水气。天行热病，中暑，五脏冷热，久下泄痢脓血，阴中肿痛，利骨，调胃益胆。与黄芩同用，疗肝胆之火，又治热积。姜汁炒，辛散冲热有功，且治肝火，消舌上疮，疗小儿食伤，腹痛疳病。若以酒拌、晒干，能治心烦。为末，老酒调服，治口疮良。

制法：上行酒炒。冲热、散火，姜汁炒。疮疡，生用。

胡黄连

味苦，气平。沉也，阴也。无毒。生胡国，似干杨柳，心黑外黄，折之有烟尘飞出者真。恶菊花、玄参。忌猪肉，令人漏精。

1　澼：原误作"癖"。据《证类本草》卷八"黄芩"条改。本书肠澼之"澼"字多有误作"癖"，此后径改。

2　燥：通"躁"。

主疗男妇骨蒸劳热，劫小儿食积、疳热，及果食伤积。疗久痢成疳，伤寒咳嗽，温疟。补肝胆，明目，理腰肾，去阴汗，小儿诸疳，惊痫寒热，下痢霍乱，妇人胎蒸、虚惊。

大黄

味苦，气大寒。属水并火，沉而降，阴也。无毒。黄芩为使。入手阳明大肠经、足阳明胃经、手太阳小肠经、足太阳膀胱经。酒浸引之上至巅顶，入大肠经；酒洗入胃经，余经用往下行者，不用酒浸洗。桔梗载之，可浮胸中。无所畏恶。

其性沉而不浮，其用走而不守。夺土郁而无壅滞，定祸乱而致太平，故名之曰将军。能通秘结，导瘀血，通肠涤热，宣气消痈；除结热，涤肠胃，荡燥屎，推陈致新最快。治宿食、留饮、积聚，破癥瘕。疗伤寒极热，便结、心腹胀满，通血闭及诸老血。治小肠痛，利水谷道，泻诸实热，除湿热，安和五脏。治一切疮毒，痈肿便毒，鱼口疔疮。丹溪云：苦寒而善泄。仲景用之，以疗心气不足而吐衄者，名泻心汤。正谓少阴经不足，本经之阳亢甚[1]，无辅[2]着，以致阴血妄行飞越。用此以泻去亢甚之火[3]，使之平和，则血归经而自安。夫心之阴气不足，非一日矣。肺与肝俱受火而病作，故芩救肺，连救肝。肺者阴之主，肝者心之母，血之含也。肝肺之火既退，宜其阴血复旧。《衍义》不明说，而曰邪热因不足而客之，何以明仲景之意，以开后人之蒙聩也？且治头晕不可当，又治舟船之上，而头晕旋转、恶心者，用酒炒为末，茶清调下。壮实之人有痰，或头重，并睡醒头重，一时不能转动，须用酒炒三次，为末服之，立效。

凡使，锦纹者佳。得芍药、茯苓、细辛、牡蛎，疗惊悸、恚怒；得消石、紫石英、桃仁，疗女人血闭。

制法：大便燥结者，候煎众药半熟，方下大黄，再煎二滚，潭[4]出服。勿令

1　甚：原误作"其"。据《本草衍义补遗》"大黄"条改。
2　辅：原误作"补"。据《本草衍义补遗》"大黄"条改。
3　火：原误作"人"。据《本草衍义补遗》"大黄"条改。
4　潭：原意为泉水涌出貌。《玉篇·水部》："潭，泉水出皃。"但据上下文义及南方方言，此处"潭"，引申为"沁"义，有过滤渣滓之义。

煎熟。疮毒在下焦，俱生用。其余制，具于前。又制熟大黄，用醇酒[1]九蒸九晒，备下听用。

连翘

味苦、平，性寒。升也，阴也。无毒。入手少阴心经、手少阳三焦经、手阳明大肠经、足少阳胆经、足阳明胃经药。有大、小二种，根名连轺。

主泻诸经之客热，散诸肿之疮疡。排脓而消肿，除心热而破瘿瘤。堪行月水，利小便。专治寒热痈疽、发背、鼠瘘、瘰疬、恶疮，不可缺也。泻心火，降脾胃湿热，及心惊客热。疗蛊毒有神功。通利五淋，去白虫，能散诸积聚气血。凡治血症，以防风为上使，连翘为中使，地榆为下使，不可不知。《衍义》云：治痢有微血，不可执。以连翘为苦燥剂，虚者多致危困，实者宜用。

龙胆草

味苦、涩[2]，性寒。沉也，阴也。无毒。贯众为使。恶防葵、地黄。

主退肝经之邪热，除下焦之湿肿。益肝胆，定惊，扫痕虫，明眼目。治黄疸、赤眸肿痛、睛胀、翳膜、瘀肉高起，痛不可忍，以柴胡为君。治眼疾必用之药。疗骨间寒热，惊痫邪气，续绝伤，杀蛊毒，除胸中伏热，时气温热，热[3]泄下痢，去肠中小虫，又治小儿客忤、疳气。久服益智不忘。此药勿空心服，饵之令人溺不禁。

制法：凡用去芦，并出土头，用甘草汤浸一宿。若上行，用醇酒浸。

天花粉

味甘，气寒。沉也，阴也。无毒。即栝蒌根也。又曰瓜蒌根。入手太阴肺经药。

主治消渴身热，烦满大热，除肠胃中痼热，八疸身面黄，唇干口燥，胸痹。

1　醇酒："醇"字于此，义当与"醨"同，即未过滤的酒。《广韵·灰韵》："醨，酒未漉也。"《本草纲目·鸡》："醴者，一宿初来之酒醨也。"本草中的"醇""醨""浮"常混用，故与醇酒相关之词，均当为连糟带酒之义。
2　涩：原误作"蓝"。据《证类本草》卷六"龙胆"条改。
3　热：原脱。据《证类本草》卷六"龙胆"条补。

排脓消肿，及乳痈、发背，痔瘘、疮疖等毒。甘能补肺，润能降气。胸膈有痰者，以肺受逼，失降下之令。今得甘缓润下之助，则痰自降，故大能降上膈之痰，宜其为治嗽之要药也。又云：洗涤胸膈垢腻，治消渴之必用药也。

瓜蒌仁

味甘，气寒。无毒。

主治痰嗽，利胸膈。甘能补肺，润能降气。胸膈有痰者，以肺受火逼，失降下之令，今得润下之助，则痰自降，乃止嗽之要药。又云：洗涤胸中垢腻郁热，治消渴之圣药也。消肿毒、痈疽、痔瘘、疮疖，下气，下乳汁，定肺喘。又能宽中。

制法：去壳，去油。若痰在上膈，欲令其吐者，不必去油。盖病久虚人之痰，别药吐之，恐力不能胜，用带油者，其痰自豁。

苦参

味苦，气寒。沉而降，阴也。无毒。玄参为使。恶贝母、菟丝子、藜芦。入足少阴肾经。少入汤药，入丸药。

主治大风赤癞眉脱，遍身风热细疹痒痛，及热毒风痹，肌体烦燥，杀虫，痈毒疮疥。逐湿，并脚气痛，黄疸溺有余沥。利水，除心腹结气，癥瘕积聚，补中明目、止泪。养肝胆气，安五脏，定志益精，利九窍，除伏热，止渴、醒酒，疗小便黄赤，恶疮，下部䘌，平胃气，令人嗜食。疗时气恶病，大热肠澼。丹溪云：属火，能补阴气。或服之而致腰重者，以其气降而不升也，亦伤肾之谓。治大风有功，况风热湿疹乎？又治狂邪，无时披头大叫，不避水火，为丸，薄荷汤下。

制法：细切，酵酒拌浸。

香附子

味甘，气微寒。沉也，阳中之阴。无毒。即莎草根，一名雀脑香。

主理妇人血气，消食化气，暖胃温脾，女科必用之要药。入气分而能生血，此阳生阴长之义也。大能下气，除腹中热。久服益气，长须眉，疗虚肿及一切风。治霍乱心腹痛，肾气膀胱冷。开郁结，诸郁中不可缺。充皮毛，又逐去凝血。炒黑，止崩漏下血。又能横行手臂间。

制法：阴干，石臼捣碎，勿犯铁器。须用童便浸，或醋煮，不则性燥。

缩砂仁

味辛、苦，气温。无毒。一名缩砂蜜。入手太阴肺经、手阳明大肠经、足太阴脾经、足阳明胃经。

主止吐泻，安胎，化酒食，消食化气，暖胃温脾。去壳取仁，止泻痢；炒过，治妊妇腹痛，安胎中用者，乃血中之气药，以其能治痛行气也。又疗虚劳冷气，宿食不消，赤白痢及休息痢，霍乱心腹痛，脾胃气结滞不散，心腹虚冷痛，乃妇人之要药也。

制法：去壳碾碎。亦有应炒者。

玄胡索

味苦、辛，性温。可升可降，阴中之阳。无毒。一名延胡索。入手太阴肺经、足太阴脾经、足厥阴肝经。

主活精血，疗产后之疾，调月水，胎前诸症，理气痛凝血，截心腹疼，暴腰痛，下行肾气，破腹中结块，崩中淋沥，因损下血，产后血晕，暴血冲上，癥瘕及产后诸疾，因血为病者，皆疗之。

秦艽

味苦、辛，气微温。可升可降，阴中阳也。无毒。菖蒲为使。入手阳明大肠经，入足阳明胃经。

主除四肢风湿若懈，疗遍身黄疸如金。攻风逐水，又除肢节之肿。治胆，时行劳热，能消浮肿，利小便，主寒热邪气，寒湿风痹，无问新久，通身拘急，传尸骨蒸，五种黄病。下水，养血，荣[1]筋，中风手足不遂。入阳明，止牙疼、口疮。

制法：去芦、毛，用童便浸一宿，晒干。凡使，长润黄色佳。

威[2]灵仙

味苦、咸，性温。可升可降，阴中阳也。无毒。凡服，忌茶及面汤。冬月丙丁日采，阴干。

---

1 荣：原作"劳"，与前养血之效不合。《本草纲目》卷十三"秦艽"条引"元素"为"养血荣筋"，因据改。

2 威：原作"葳"，不合命名原意，据《证类本草》卷十一"威灵仙"条改。

主推腹中新旧之滞,消胸中痰唾之痞;散疳痒皮肤之风,利冷痛腰膝之气。宣通五脏,能消骨鲠,熬汁灌喉咙。疗一切折伤,治诸风湿冷、大风,中风不语,手足不遂,口眼㖞斜。去大肠风,心膈痰水,久积癥瘕,痃癖气块,膀胱宿脓、恶水,脚疾不能动履。丹溪云:然虽治痛之要药,气虚弱者禁用。采近流水声响者,其性好走。务采不闻水声者佳。痛风在上者服之。此药去众风,通十二经脉,朝服暮效。《衍义》云:治肠风性快,多服疏人五脏真气。常服之无疫疟。

木香

味苦、辛,气微温。阴也,降也。无毒。昆仑青木香能行气,出广州舶上,形如枯骨者佳。油重者妙。又一种土木香,不入药。

主调诸气不可缺,泄肺气不可无。止痢健脾,气疼是实。去膀胱冷气,除癥瘕,止泻痢腹痛如神。行肝气,火煨用。实大肠,疗气劣饥中偏寒,主气不足,消蛊毒,杀鬼精物。专[1]泄胸腹中积滞寒冷之气,治九种心痛,霍乱吐泻腹疼,呕逆翻胃,消食,强志,安胎,女人血气刺痛,辟邪毒,瘟疫、温疟。此乃顺气行药之精,久服不寤寐梦魇。

泽泻

味甘、咸,气寒。沉而降,阴也。无毒。一云阴中之阳。畏海蛤、文蛤。入足太阳膀胱,足少阴肾经。

主去胞垢而生新水,退阴汗而止虚烦。治小便淋滞仙药,疗水病湿肿灵丹。利水通淋而补阴不足,止泄精,逐膀胱、三焦停水,除湿行水之功尤捷。治小便闭,去阴中汗。若无此病,服之令人眼疾,谓行去其水故也。仲景用之,不过接引桂、附,归就肾经也。然服此药,未有不小便多者。小水既多,肾气焉得不虚? 又主风寒湿痹、泄泻烦渴、乳难。除五脏痞满,起阴气、消渴。

实:主风痹、消渴,益肾强阴,补不足,除邪湿,久服面生光,令人无子。

车前子

味甘、咸,气寒。无毒。即《诗》芣苢,大叶长穗,好生道傍。

---

1 专:原作"耑"。同"专",据改。

叶：通五淋，止鼻衄、尿梗、热痢。

主止泻痢，利小便，除热去风，明眼目，能令膀胱水谷分，能滑胎，治气癃闭，男子伤中，女人淋沥，不欲食。除湿痹，疗肝中风，风热冲目，赤痛障翳[1]，脑痛泪出。养肺，强阴，益精，令人有子。虽利小便而不走元气，与茯苓同功。又治难产，为末酒调服。

玄参

味苦、咸，微寒。无毒。恶黄耆、干姜、大枣、山茱萸。反藜芦。勿犯铜器，不则令人喉噎、丧目。

主治结热毒痈，清利咽膈，攻喉痛，除风热，明眼目，疗腹中寒热积聚，女人产乳余疾。治伤寒身热，支满、狂邪，温疟，骨蒸传尸，瘰串肿，项核，血瘕坚癥。下寒血，除胸中气，下水，止烦渴，补肾气，定五脏。久服补虚，明目。又治暴中风。易老云：乃枢机之剂，管领诸药，上下肃清而不浊，故治空中氤氲之气，泻无根之游火，以玄参为圣药也。又为足少阴肾经君药。

凡使，酒蒸黑用。

牛膝

为君。味苦、酸，气平。降也，阴也。无毒。恶鳖甲，畏白前。

主补精强足，疗脚疼，补虚挛膝痛，通月经，男子阴消，女人失溺，及寒湿痿痹，腰腿之疾不可缺也。小便不利，茎中涩痛，加而用之，女人亦然。四肢拘挛，不可屈伸。竹木刺入肉，嚼烂涂之即出。能逐恶血流结，伤热火烂，堕胎，伤中少气，补中，续绝伤，填骨髓，除脑中痛，及脐脊痛。壮阳强阴，添精利气，止发白，助十二经脉，能引诸药下行至足。其牛膝膏，大损胃气，不可多服，多则令人不食，宜量之。

凡使，用长大而润者佳。去芦，酒浸洗用。忌牛肉。

天麻

味苦、甘，气平。降也，阳也。无毒。其苗名定风草，与御风草相似，误服

1　障翳：原误作"瘴医"。据《证类本草》卷六"车前"条引《药性论》改。

令人患结肠，不可不慎。用明天麻，妙。

主疗大人风热头眩，治小儿风痫惊悸，祛诸风麻痹不仁，治瘫缓语言不遂，利腰膝，强筋力，通血脉，达关窍。主湿痹拘挛，逐诸风，益气强筋。苗名赤箭。风痰眩晕，眼黑头旋，风虚内作，非此不能除。

凡使，必佐他药，须多用之有效。

白蒺藜

味苦、辛，气微寒。无毒。乌头为使。色黑者不入药，色白者佳。生北地道傍，开黄花，结芒[1]刺。

主治风疮而明目。阴痛，煎汤浴之。又治身体风痒，咳逆伤肺，肺痿，喉痹，痈肿，牢牙固齿，止遗沥、泄精、溺血，小儿头疮。其实可作摩粉，止烦下气，去白癜风。惟沙苑者补肾固精。

防己

味苦、辛，气平。降也，阳中之阴也。无毒。《本草》云：汉防己为君，木防己为使。按：木、汉二防己，即是根、苗为。汉主水气，木主风气。又云：木防己不入药。古方通用之。杀雄黄毒。恶细辛。畏草薢。

主消风散肿，治淫痹风热拘挛。疗风肿、水肿、痈肿，杀疥虫，利大小便，并风气、水气。治腰下至足湿热脚气之肿，去膀胱留热，通十二经及治中风手足拘急。主肺痿，咯痰多血，与葶苈等分为末，糯米饮调一钱服，甚效。治下焦湿，可以为君，以黄柏佐引之。

紫菀[2]

味苦、辛，气温。无毒。款冬花为使。恶天雄、瞿麦、雷丸、远志。畏茵陈。凡使去芦，蜜水浸一宿，焙干用。

主治嗽化痰定喘，止唾红痰，补虚止渴，安五脏，通结气滞于胸中，疗咳逆上气，久嗽痰中见红。杀蛊毒，益肺气，去胸中寒热。又治肺痿，咳唾脓血，止悸，五劳体虚，补不足，定小儿惊痫。

---

1 芒：原误作"芝"。据《证类本草》卷七"蒺藜子"条引《衍义》改。
2 菀：原误作"苑"。据《证类本草》卷八"紫菀"条改。下同此误径改。

百部

味苦，气寒。又云气微温。无毒。又云有小毒。

主治肺热咳嗽，年久劳咳，能润肺益气，及治传尸骨蒸劳热，杀蛔虫、寸白、蛲虫，一切树木蛀虫，亦可杀蝇蠓。

制法：去心皮，酒浸用。

款冬花

味辛、甘，气温。无毒。杏仁为使，得紫菀良。恶皂荚、消石、玄参。畏贝母、辛夷、麻黄、黄耆、黄芩、青葙子。此花于百花中，独不惧冰雪，最先春也。

主润肺消痰，止嗽定喘，洗肝明目，疗咳逆上气，喘息呼吸，肺痿肺痈，唾脓血，心虚惊悸，除烦，补劳力，治消渴喉痹，古今治嗽之要药也。《衍义》云：有人病嗽者多日，或教以烧款冬花三两根，于无风处以笔管吸其烟满口，愈。

马兜铃

味苦，气寒。阴中之阳。无毒。只取里面子，去膈膜尽，入药炒用。

主治肺热，咳嗽上逆，痰结喘促，五种蛊毒。血痔瘘疮，以药于瓶中烧熏患处。丹溪云：兜铃治嗽，以其去肺热、补肺气故也。

百合

味甘，气平。无毒。花白者佳。

主敛肺，治劳嗽痈痿，攻发背疮毒，宁心，疗痰咳带血，除热嗽，消肿胀，利大小便，补中益气，疗鼓胀、痞满、寒热，遍身疼痛，及乳痈、喉痹，百邪鬼魅，涕泣不止，狂叫惊悸，杀蛊毒，诸疮。仲景云：治伤寒后百合之病，此其义也。

茵陈蒿

味苦、平，气微寒。阴中微阳。无毒。入足太阳膀胱经。

凡使，须用叶有八角者，采得阴干，去根细剉。凡采，五月五日起至秋中，取似蓬蒿者。勿令经火气。

主治黄疸而利水，攻时气而发黄。凝滞可导，便秘可通。疗风寒湿热，邪气结热, 遍身发黄, 解伤寒烦热, 头热脑痛, 行滞气, 化痰利膈, 去伏瘕, 治淋浊。

郁金

味辛、苦, 气寒。纯阳。无毒。色赤似姜黄, 中空, 生蜀川者佳。又云芳草也。今酿酒以降神, 以其性轻扬, 能达诸气于高远也。正如龙涎无香, 能达诸香之气耳。以轻扬之性, 故用以治郁遏不能至者。

主治血积, 下气, 小便癃闭。生肌止血, 破恶血, 血淋, 尿血, 金疮, 吐衄, 女子宿血结聚胀满。心气疼, 温醋磨服之。

姜黄

味辛、苦, 性大寒。无毒。是经种三年以上老姜也。

主治癥瘕血块, 破恶血, 消痈肿, 通月经, 除风热肿毒, 心腹结积, 疰忤, 下气胀, 扑损瘀血, 产后败血攻心。又治气为最药, 其功力烈于郁金。

凡使, 切片, 暴干, 麻油拌炒。

蓬莪术

味苦、辛, 气温。无毒。一云有小毒。

主治心疼、中恶, 疰忤、鬼气, 霍乱冷气, 吐酸水, 解毒, 饮食不消, 宁心脾腹痛, 妇人血气痛, 疗疝癖气, 通月经, 消瘀血积聚, 女人药中多用之。能破气中之血。入气药, 能发诸香。治诸气为最要之剂。孕妇忌之, 以其能破血堕胎也。

凡使, 火炮, 切, 醋炒用, 因得醋良。

京三棱

味苦、甘[1], 气平。阴中阳也。无毒。色黄体重, 状若鲫鱼而小。又有黑色如乌梅者, 有须相连, 蔓延, 体轻。专疗女人血脉不调。凡使, 火炮用。

主治老癖, 癥瘕结块, 妇人血脉不调, 心腹刺痛, 破积, 除血块, 气胀满, 落胎, 消恶血, 通月经, 扑损瘀血, 产后腹痛, 血晕宿血不下, 能破血中之气, 及损真气, 虚人禁用。

1　甘: 原作"苦"。据《本草纲目》引"元素曰"改。

白豆蔻

味辛，气大温。轻清而升，阳也。无毒。入手太阴肺经。出番舶者佳，生伽古罗国。

主破肺中滞气，退目中云气，散胸中冷气，补上焦元气。治冷泻，疗痢止痛，温脾健胃，消食宽膨，止吐逆翻胃，下消谷，胃与心腹冷痛，宽膈进食。赤眼暴发，白睛红翳者，少加用之。

凡使，去壳微炒，研用。

草豆蔻

味辛，气热。阳也。无毒。入足太阴脾经、足阳明胃经药。出福建者佳，谓之建豆蔻。其土产榖[1]树子，勿用。凡使，面裹煨熟用。

主去脾胃积滞之寒邪，止心腹新旧之冷痛。治风寒客邪在胃，痛及呕吐、霍乱，一切冷气，虚弱而不能食者，宜用之。且消酒毒，去口中臭气，益脾胃，散冷气力甚。

红豆蔻

味辛，气温。无毒。

主治肠虚水泻，心腹搅痛，霍乱吐泻，解酒毒，止吐酸，消血杀虫。不宜多服，不则令人舌粗，不思饮食。

肉豆蔻

味辛，气温。无毒。入手阳明大肠经。

主温中，止霍乱而补脾，治痢兼疗冷泻，解酒消食调中，治积冷心腹胀痛，脾胃虚冷，并冷热赤白痢，小儿伤乳吐逆、久泻。丹溪云：属金与土，以其脾得补，善运化，气自下也。非若陈皮、香附之快[2]泄。《衍义》不详其实，漫亦因之，遂以为不可多服[3]。多服则泄气，得中则和平其气。

制法：面包，煨熟用。

1　榖：原作"谷"。然称"谷树"，只能是"榖树"，据改。

2　快：原作"駃"。同"快"，据改。

3　多服：原无，文气不顺。据《本草衍义补遗》"肉豆蔻"条补。

茴香

味辛，气平。无毒。一名蘹香子，另是小茴香。入手少阴心经、手太阳小肠经、足少阴肾经、足太阳膀胱经药。得酒良，入药微炒。

主治膀胱冷气，肿痛，干湿脚气，或阴间疝痛牵小腹，疼不可忍，肾劳癫疝，霍乱转筋。更通肾气，开胃调中，破一切臭气，止呕下食，定痛，助阳道，理小肠气。本治膀胱，以其先丙后壬，故云小肠也。蘹香子即小茴香，主治诸瘘、霍乱及蛇伤。与大茴香俱入饮馔用，能杀腥辟臭气。若患偏坠疝气，用大八角茴香为末，老酒调服，以收小为度，效。

旋覆花

味咸、甘，气温、微冷利。有小毒。一名金沸草。

主明目，治头风而消痰嗽壅，通膀胱水，去风湿，止呕，散结气、胁下满，消胸上痰结，唾如稠胶，并心胁痰，以定惊悸。除水，去五脏寒热，补中下气，膀胱留饮，风气湿痹，皮间死肉，目中翳膜，利大肠，通血脉。其根治风湿。《衍义》云：行痰水，去头目风，亦走散之药。病人气虚者，不宜多服，利大肠。戒之。

肉苁蓉

味咸、酸，气微温。无毒。丹溪云：属土而有水与火。

主益肾填精，扶女子阴绝与男子阳绝，治五劳七伤，补中养五脏，除茎中寒热痛，强阴益精气，多子。妇人癥瘕不产，血崩、带下、阴痛，男子泄精、尿血、遗沥，膀胱邪气，暖腰强筋添髓。命门相火不足，以此补之。丹溪云：峻补精血，骤用反动大便致滑。言是马精落地所生，补虚最佳。

制法：酒浸一宿，刷去浮甲，劈破中心，去白膜，以酒洗净，去黑汁，用酒蒸作羹。黑汁既去，气味既尽，然嫩者方可作羹，老者入药则不效。

锁阳

味甘、咸，气温。无毒。可啖，煮粥弥佳。

主治虚，补阴益精，可代苁蓉。虚而大便燥结者用，不燥结者勿用。

制法：酥油涂炙。

山药

味甘，性温、平。无毒。入手太阴肺经。天、麦门冬、紫菀为使。恶甘遂。出怀庆者佳。生则滑，熟则滞气，皆不可入药，惟干、色白者可入药。一名薯蓣。

主治泄精健忘，伤重，补虚赢瘦疫，益气力，温中下气。仍治脑腰疼，补心气不足，镇心神，去腰湿，长肌肉，强筋骨，补五劳七伤，脾胃虚弱，强阴补肺，除烦热，润皮肤，开达心孔，疗头面游风，头风眼眩，下气，充五脏。久服耳目聪明。丹溪云：属土而有金与水火，补阳气；生者能消肿硬。《经》曰：虚之所在，邪必凑之而不去。其病为实，非肿硬之谓也。故补其气则留滞，自不容不行矣。又能安胎，人所不知。

菟丝子

味辛、甘，气平、温。无毒。薯蓣、松脂为使。恶藋[1]菌。勿用天碧子，其形相似，但味酸涩，不入药。

主添精补髓延年，解去腰疼有效，补肾、续绝伤，补不足，益气力，肥健，强阴坚骨，疗茎中寒、精自出，溺有余沥，及梦交泄精，男女虚寒，尿血，口苦燥渴，寒血为积汁，去黯。久服明目，大补卫气，助人筋脉。

制法：得酒良。水洗，澄去沙土，酒浸一宿，蒸熟。乘热杵捣成膏，入药。

黄精

味甘，气平。无毒。凡使勿误用钩吻，因其形相似，只是叶有毛，误用杀人。黄精叶似竹叶，无毛。

主治五劳七伤，补中益气，安五脏，补脾胃，润心肺，除风湿，耐寒暑，延年不饥。

巴戟天

味辛、甘，性温。无毒。覆盆子为使，恶雷丸、丹参。

主治阴疝、白浊，补肾添精，疗大风邪气，阴痿不起，强筋骨，安五脏，补

1　藋：原误作"萝"，无此药。据《证类本草》卷六"菟丝子"条改。

中,增志益气。疗头面游风,小腹及阴中相引痛,下气,补五劳,利男子。夜梦鬼交,泄精,人虚,加而用之。

制法:凡使,连根带珠,去心,酒浸,焙干。

破故纸

味苦、辛,气大温。无毒。一名补骨脂。恶甘草,忌羊肉。生广南或波斯国,其舶上来者佳。

主温肾,补精髓与气血劳伤,扶肾冷绝,止梦泄精残,风虚冷痹,四肢疼痛,骨髓伤败,阳衰肾冷,精流,腰膝冷疼,囊温小便利,添精益气,及妇人血气堕胎。

制法:酒浸一宿,东流水洗,蒸半日,暴干用。

何首乌

味苦、涩,气微温。无毒。茯苓为使。恶萝白[1]。忌诸血。

主治瘰疬,消痈肿,疗头面风疮,五痔。止心痛,益血气,黑髭发,悦颜色。久服延年不老,长筋骨,益精髓,骨软腰膝疼,遍身瘙痒。又治妇人产后及带下诸疾,令人有子者。老人姓何,见藤夜交,遂采其根食之,白发变黑,因名之。一名夜合。

凡使,春夏采根,以竹刀切,米泔浸经宿,暴干。有雌雄二种,雄赤雌白。凡用雌雄相合,木臼杵捣之,勿犯铁。

葶苈子

味辛、苦,性大寒。沉也,阴中之阳也。无毒。榆皮为使。恶僵蚕。立夏后采实阴干,有甜、苦二种,好生道傍。凡使炒过,研碎用,得酒良。

主疗遍身之浮肿,逐膀胱之留热。定肺气喘促,治积饮之痰厥。泄肺气而通水气,治肺痈上气,咳嗽脓血,面目浮肿,癥瘕积聚,破结气坚积,利水道,行皮间邪水上出,身暴中风,风热痱疹,利小腹。丹溪云:性急,善逐水。病人稍涉虚者,宜远之,且杀人甚捷,何必久服而后致虚也。

---

1 萝白:据《证类本草》卷十一"何首乌"条引《衍义》云:"与萝卜相恶。"

石斛

味甘，气平。无毒。恶凝水石、巴豆。畏僵蚕、雷丸。生石上，采茎阴干，细若小草，长三四寸，柔韧，折之如肉而实，形似蚱蜢[1]髀者佳。

主平胃气而补肾虚，更医脚弱，疗虚劳而治羸瘦，益气强阴，添精、壮筋骨。又治腰痛，定志，镇心惊，且疗膝疼。又治内伤不足，逐皮肤邪气，伤中，下气，蠲痹，及治胃中虚热有功。久服厚肠胃，能锁涎，涩丈夫元气。如服一镒，永不骨痛。

制法：凡用，洗去土，酒浸一宿，暴干。

蒲黄

味甘，气平。无毒。生则味滑，炒则味涩。

主治一切吐血、唾血、衄血、崩血、肠风下血、尿血、扑血，血瘕，堕胎，带下，月经不调，心腹痛，膀胱寒热，产后诸血病。利小便，止血，消瘀血及游肿。行血用生，止血用炒。

制法：凡使，须隔三层纸焙，令老黄色。或再蒸半日，焙干用之妙。

续断

味苦、辛，气微温。无毒。地黄为使。恶雷丸。阴干节节断，皮黄皱，折之有烟尘者真。勿使草茆根，其形相似，误服令人筋软。凡使，用川中者佳，酒浸用。

主治崩漏，安胎，益筋强脚，疗金疮，续折伤，逮不可迟。又治五劳七伤，助气调血，兴阳道，止泻精，小便缩，腰膝痛，关节缓急，接筋骨，疗痈毒、痔瘘、乳痈、瘰疬，补内漏，止痛、生肌及踠伤，添气力。妇人胎前产后尿血、子宫冷，有效。

艾叶

味苦、温，气微热。阴中之阳。无毒。端午日采，用陈久者佳。生寒，熟温。生捣汁，可止血。

主治崩血、漏血，暖子宫而痢红，安胎，止腹痛，呕吐，衄红。生者治下

---

[1] 蜢：原误作"猛"。据《证类本草》卷六"石斛"条改。

痢，呕血取用之。熟者治漏血，可为丸用，以灸百病，除一切恶气，利阴气，生肌肉，疗五脏疮，下部䘌疮，辟寒，令人有子。汁：杀蛔虫。醋煎搽癣良。丹溪云：艾至热，入火灸则下行，入药服则上行。多服致咎，慎之。

地榆

味苦、甘、酸，性微寒。沉也，阴也。无毒。得发良。恶麦门冬。

主治下部积热之血痢，止下焦不禁之月经，疗崩漏止血，止痛排脓，治金疮，女人带下，乳痓、痛，胎前产后诸血疾，肠风下血及小儿疳热、泻痢，诸痔恶疮。性沉寒，入下焦。若虚寒人、水泻、冷痢者勿用。

大小蓟

味甘、苦，气温。有毒。一云无毒。

大蓟：治女子赤白淋，安胎，止吐衄，痈肿恶疮。生研，酒并滚童便服。

小蓟：治吐衄、尿血、血淋、血崩，烦热，金疮血不止。

二蓟养精保血。大蓟又疗痈肿。

白薇

味苦、咸，气平。无毒。大寒。根状似牛膝。恶黄耆、大黄、大戟、干姜、干漆、山茱萸、大枣。凡道处处有之，如葱管者佳。

主治暴中风，身热肢满，忽忽不知人事，狂惑邪气，寒热酸疼，温疟洗洗，发作有时，疗伤中淋露，下水气，利阴气，益精。

金银花

味甘、性温，无毒。即鹭鸶藤，一名忍冬草，一名左缠藤。十二月采，阴干，凌冬不凋，故以名之。

主消痈散肿，有高能。忍冬是至贱之草，治寒热身肿，疗风肿，补虚，治疔疽发背、痈肿、乳痈、疮痈、无名肿毒、恶疮疥癞、顽痹、鱼口便毒等症。

益母草

味辛，性微温、微寒。无毒。即茺蔚子，又名野天麻。端午日采，阴干。

如作丸散,石臼、木杵捣之。

主活血行气,有补阴之妙。以其行中有补,故曰。胎前无滞,产后无虚。治横生逆产、难产及安胎顺气。如久无子者,服之良。又主明目益精,除水,疗血逆。产妇血晕,大热头痛心烦,久服轻身。此剂乃催生保产之圣药也。

茎:治瘾疹痒,可作汤浴。一名益明。

青黛

味咸、气寒。无毒。出波斯国。染盆上池沫紫碧花者用之。

主收五脏之郁火,解诸药毒及热毒,泻肝热,消食积痞,小儿诸热惊痫,热泻,羸瘦毛焦百病。杀恶虫,化物为水,磨傅热疮、恶肿、金疮,下血、蛇犬等毒甚效。又天行热病,头痛,水磨服之。大解热郁结热痰,与黄连、青礞石丸最捷。与瓜蒌同治酒痰,如肝脉沉弦,用此泻之。痰积嗽,非青黛、瓜蒌不能除。

附小儿歌曰:

孩童杂病变成疳,不问强羸女与男。恰似春傍多变动,还如困疾瘦耽耽。

又曰:

烦热毛焦鼻口干,皮肤枯槁四肢瘫。腹中时时更下痢,青黄赤白一般般。
眼涩面黄鼻孔赤,谷道开张不欲看。忽然泻不成痞淀,却如脓涕一团团。
唇焦呕逆不乳哺,壮热憎寒卧不安。腹中有疾须医药,何须祈祷信神盘。
此方便是青黛散,孩儿百病自能安。

蓝实

味苦、甘,气寒。无毒。其茎叶可染青。

主解诸毒、诸热毒、杀蛊蚊鬼疰、毒药、毒箭、毒刺,金疮血闭,鳌虾虫蛇伤,蜘蛛、蜂螫毒,疗肿游风,天行热病,热狂心闭,吐衄,赤眼,产后血晕,小儿壮热,热疳,丹毒及疗噎病,化虫为水,久服头不白。其叶汁杀百药毒,解狼毒、射罔毒。治经络中结气,填骨髓,明耳目,调五脏六腑,利关节,益心力。

蓝青花:可敷热肿,能使败散血分而归经络。

红花

味甘、辛，性温。阳也。无毒。一名红蓝花。

主逐腹中恶血而补血虚之血，除产后败血而止血晕之晕。血积绞痛，腹内胎死，产妇血晕，昏迷口噤，并酒煮服。又能通经行血。月期过缩，蛊毒下血。用多则破血，用少则养血和血，与当归同功。

子：吞数粒，主天行痘疮不出。色染胭脂，治小儿耳聤，滴汁耳中，效。

附子

味甘、辛，气温，大热。有大毒。通行诸经引用之药。入手少阳三焦命门。性走而不守，浮中沉无所不至，阳中之阳，故行而不止。恶蜈蚣。畏防风、黑豆、甘草、黄耆、人参。冬采为附子，春采为乌头。

主疗风寒翻胃，壮元阳之助，可回阳而逐冷，祛风湿而建中。治风疾能行药势，治心腹冷痛，咳逆邪气，金疮，破癥坚积血瘕，寒湿踒躄，拘挛膝痛，不能行步，腰脊风寒。壮肌骨，强阴道，伤寒阴症、阴毒，烦燥，迷心不省，四肢厥逆，霍乱转筋，下痢赤白，脾胃虚寒，肿胀，久泄不止，肾中寒甚。白术佐之，除寒湿之神剂。堕胎为百药之长，慎之。丹溪云：《衍义》论附子五等同一物，以形像命名而为用。至哉斯言也，犹有未善[1]。仲景八味丸，以附子为足少阴肾经之向导，其补自是地黄。后世用附子为补，误矣！惟取其健悍走下之性，以行地黄之滞，可以致远。亦若乌头与天雄，皆气壮形伟，可为下部药之佐。无人表其害人之祸，相习为用以治风，杀人多矣！治寒、治风，有必用者，必用童便煮而浸之。

制法：用慢火煨裂，去皮、脐。童便煮浸，以杀其毒。且可取下行之力，入盐尤捷，取端平圆大一两以上，其力全。其附侧木鳖子[2]不入药，令人丧目。

乌头

味辛、甘，气温，大热。浮而升，阳也。春时初生，有脑形如乌鸟之头，故名之。远志为使。恶藜芦。反半夏、栝蒌、贝母、白及、白薇。忌豉汁。

---

1 善：原误作"营"。据《本草衍义补遗》"附子"条改。
2 附侧木鳖子：此处木鳖子指附生于乌头、附子之侧的细小且不成形的块根。

主治中风恶风，洗洗出汗，寒湿麻痹，咳逆上气，破积聚寒热，消胸中痰冷，脐间痛，肩脊痛，不可俯仰；目痛，不能久视；能堕胎，治风痹血痹，半身不遂。乃行经药。

其汁煎之名射罔，味苦。杀禽兽。一名乌喙[1]。主治瘘疮、结核，瘰疬、肿毒及蛇咬。

制法：凡使，水浸，炮裂，去皮、脐，乘热切片，再炒，令表里皆色黄，使劣性尽去为良。此制法人所罕知也。其表害人之祸，如附子下。

天雄

味辛、甘，气温，大热。有大毒。似附子，但瘦。身长三四寸许，有发[2]，性烈，一如乌、附。出建平，故[3]名三建。远志为使。忌豉汁。恶腐婢。

主治大风，寒湿痹麻，历[4]节痛，拘挛缓急，关节重，不能行步。心腹结聚，除骨间痛，头面风，往来疼痛。破积聚邪气，疗金疮，强筋骨，轻身健步，强志、助阳道，令人武勇，力作不倦。能堕胎，并治一切风与气，通九窍，利皮肤，调血脉，消风痰。补下焦阳虚。表其害人之祸于附子下。

制法：宜炮裂，去皮、尖，以童便浸煮，杀其毒。入盐尤捷。

白附子

味甘、辛，气温。有小毒。一名两头尖。

治中风失音，去面上风游走，主心痛、血痹，疥癣、风疮，头面痕，阴囊下湿，腿无力。宜入面脂，且行药势，疗面上百病，并一切冷风气。

制法：凡使，姜汁、白矾煮透用。

高良姜

味辛，气热。纯阳。无毒。

---

1 喙：原误作"啄"。据《证类本草》卷十"乌头"条引《本经》："一名乌喙"改。

2 有发：义不明。存疑。

3 建平故：原误作"三建亦"。据《证类本草》卷十"天雄"条引"陶隐居""此与乌头、附子三种，并出建平，故谓之三建"改。

4 历：原脱，义不明。据《证类本草》卷十"天雄"条补。

主治胃中之冷逆，心气之攻冲，霍乱转筋，心痛连头，翻胃呕食，泻痢下气，健脾消食。

萆薢

味苦、甘，气平。无毒。薏苡为使。畏葵根、大黄、柴胡、牡蛎。须用川者。

主逐骨节之寒湿，扶老弱，补虚羸，而治腰疼、脚气及背强，周[1]痹、恶疮不瘳，热气，伤中、恚怒，阴痿、失溺，小便浑浊，关节瘀血，老人五缓。

木通

味甘、平，性寒。降也，阳中之阴。无毒。

主泻小肠火积而不散，小肠热闭而不通。下行利水，治湿，止淋。除寒湿，出声音，疗脾疸，水肿，通九窍、血脉、关节，下部湿肿。兼治耳聋、鼻塞。散痈肿，诸结不消。去恶虫，女人血闭，催生、堕胎、下乳汁。

通草

味甘、平，性微寒。降也，阳中之阴。无毒。一名脱木[2]。

主治阴窍涩而不利，疗水肿闭而不行。辟蛊毒，通五淋，杀恶虫，除脾胃中寒热，通九窍，利血脉中关节，令人不忘。疗脾疸，常欲眠，心烦，哕出声音。治耳聋，散痈肿，诸结不消，及金疮鼠瘘，踒折，齆鼻息肉，去三虫，能堕胎。其花粉治诸恶疮、痔瘘，取粉纳疮中。

瞿麦

味苦、辛，气寒。阳中微阴，无毒。蓑草、牡丹为使。恶螵蛸。凡使用实壳，不用茎叶。

主治热淋之有血，通关格以宣癃，堕胎更催生，排脓消痈肿，明目去翳膜，养肾长毛发，下闭血，逐膀胱邪逆。利小便为君。止霍乱，出竹木刺入肉。

---

1 周：原误作"固"。据《证类本草》卷八"萆薢"条改。
2 脱木：通草有"通脱木"之异名，而未见名"脱木"者。此前当脱"通"字。

制法:若一时用[1],即空心令人[2]气咽,小便不禁。凡欲生用,须以篁竹沥浸一伏时,漉出,晒干用。

牛蒡[3]子

味辛,气平。无毒。一名恶实。未去萼,人呼为鼠粘子。根谓之牛菜,作茹尤益人。又名大力子。

主治风湿,瘾疹盈肌,咽喉不利,散诸肿疮疡之毒,利凝滞腰膝之气。疗喉痹,风热,痰壅,牙疼,解风缠头目浮肿,消疽毒,明目,补中,润肺散气,手足拘挛,伤寒寒热,汗出中风,消渴热中。逐水,去皮肤风,通十二经。吞一粒可出痈疽头。

制法:凡使,炒,研用。

射干

味苦,气平,微温。有小毒。

主治咳逆上气,喉痹咽痛,不得消息。散结气,腹中邪逆,食饮大热。疗老[4]血在心脾间,咳唾、言语气臭,散胸中热气,消肿,去胃痛,行脾肺肝三经之积痰,使结核自消,甚捷。治胸满腹胀,通女人月水阻闭,消瘀血。及便毒,肝交湿气[5],因劳而发,取三寸与生姜同煎,食前服,利[6]三两行,效。

制法:凡使,米泔洗,浸一宿用。

常山

味苦、辛,气寒。有毒。畏玉札,忌葱、菘菜。苗名蜀漆[7]。川中出者佳,形如鸡骨。

主疗诸疟,吐痰涎,退寒热,开胸中痰结,治鬼蛊鬼毒,往来水胀。不可多

1　一时用:《证类本草》卷八"瞿麦"条引"雷公"指将果壳、茎叶一同使用。
2　人:原脱。据《证类本草》卷八"瞿麦"条引"雷公"补。
3　蒡:原作"旁",据《证类本草》卷九"恶实"条改。
4　老:原脱。据《证类本草》卷十"射干"条补。
5　及便毒肝交湿气:《本草衍义补遗》"射干"条作"又治便毒,此足厥阴湿气……"
6　利:原脱。据《本草衍义补遗》"射干"条补。
7　漆:原误作"膝"。据《证类本草》卷十"常山"条改。

服,令人大吐。虚人切忌用之,以其暴悍之性,善于驱逐,能伤真气。

其苗蜀漆:主治疟疾,咳逆,寒热,腹中癥坚,痞结积聚,邪气蛊毒鬼疰。疗胸中邪结气,吐出之。栝蒌为使。恶贯仲。

制法:凡使,以人参汤煮干、炒燥,或以童便浸煮,不则令人吐泻。

青蒿

味苦,气寒。无毒。凡使惟中为妙,到膝即仰到腰即俯,用子勿用叶,用根勿用茎,若四件并用,反致痼疾。

主治:骨蒸劳热,鬼气尸疰,冷热久痢,止泻开胃,明目,黑毛发,心痛热黄,疗瘑疥[1]痒,恶疮杀虫,留热在骨节间。

制法:取叶不拘多少,用童便浸七日,夜换,晒干用。

蛇床子

味苦,有小毒。恶牡丹、巴豆、贝母。

主治妇人阴中肿痛,男子阳痿湿痒,除痹气,利关节,温中下气,令妇人子脏热,男子阳强,疗腰胯痛,四肢顽痹,阴汗湿痒及癣癫痫恶疮,大风身痒,煎汤浴之差。久服轻身,好颜色,令人有子。

制法:去皮壳,取仁,微炒,煎汤洗去,用此剂只令阳[2]气盛数,号曰鬼考也。

牵牛子

味苦、辛,气寒。有毒。性烈,属火,善走。有黑、白二种,水淘,取沉者,晒干。

主消肿满,逐水,驱风,下气,通肠,利大小便,堕胎,治腰疼脚痛,浮肿,疗蛊胀水肿,风毒。以气药引之则入气,以血药引之则入血,大泻元气,用者慎之,非大实、大满、便秘、壮实者,不可轻用。

制法:酒浸透,蒸过,再炒,杵捣去黑皮,研取头末用。

---

1 瘑:原误作"茄"。据《证类本草》卷十"草蒿"条改。
2 阳:原误作"汤"。据《证类本草》卷七"蛇床子"条改。

甘遂

味苦，甘，气大寒。有毒。瓜蒂为使，恶远志。反甘草。

主治腹满，面目浮肿，能泻十二经水气，疝瘕，留饮宿食，破癥坚积聚，利水谷道及水结胸中，下五种水气，散膀胱留热。其气直透所结之处，能取痰，专于行水攻决，入药当斟酌之。泄水之至药，有毒，不可轻用。

制法：用连珠者，面裹煨，晒干。

大戟

味甘、苦，气大寒。阴中微阳。有毒，小豆为使，反甘草。畏菖蒲、芦草、鼠屎。苗名泽漆。

主下十二种水，腹[1]满急痛，积聚，利大小肠，能通月水，消瘀血，堕胎。其叶名泽漆，主治同，能取痰。

制法：用长流水洗净，晒干。

山豆根

味苦，气寒。无毒。生剑[2]南山谷，蔓如豆，为真者佳。嚼之苦而复甘。

主解热毒，能止咽喉痛，及喉痹肿痛，解诸药毒，止痛，消疮肿毒，杀寸白小虫，人与马急心黄，发热，蛊气，热咳，头疮，五痔。为治咽痛之圣药也。

木贼

味甘、微苦，气寒。无毒。

主明目、退翳膜，益肝胆，去肠风，破积块，止痢，止崩，疗女人月水不断。又云：发汗至易。得禹余粮、归、芎同用，治崩中；得槐鹅[3]、桑耳同用，治肠风；与槐子、枳实相宜，用治痔疮出血。

制法：凡使水洗过，去节，剉用。

1　腹：原脱。据《证类本草》卷十"大戟"条补。
2　剑：原脱。据《证类本草》卷十"山豆根"条补。
3　槐鹅：槐鹅即槐树上之菌，类木耳。下文桑耳，亦即桑树所生之木耳。

使君子

味甘,气温。无毒。此药因郭使君专用疗小儿,故名之。

主治小儿五疳,小便白浊,杀虫,疗泻痢。生交广等州,形如栀子,棱瓣深而两头尖。又治虫牙疼,能取虫。

制法:凡使,热灰中炮去壳并皮,取肉用之。

芦荟

味苦,气寒。无毒。出波斯国。俗呼为象胆。有二种,剖之色黄细腻者为上。其火荟性劣,不取。解巴豆毒。

主治热风烦闷,胸膈热气,明目镇心,小儿癫痫,急慢惊风,疗五疳,杀三虫及痔疾疮瘘。

石韦[1]

味苦、甘,气微寒。无毒。生山谷石上,不闻水声、人声者良。杏仁为使。得菖蒲良。

主治劳热邪气,五癃淋闭不通,利小便水道,除烦下气,通膀胱热,补五劳,安五脏,去恶风,益精气。炒末,冷酒调服,疗发背,效。

制法:去黄毛,不射人肺,不令作咳。凡使,微炒用。

仙茅

味辛,气温。有毒。

主治心腹气不能食,逐腰脚风冷气,挛痹不能行,丈夫虚劳,老人失溺[2],无子,益阳道,长精神,明目聪耳,益肾,补元气,坚骨生肌。余曾见一人无子,嗜服此药,后致吐血而殒。书此戒之。

兰叶[3]

味辛,平,气清香。无毒。

---

1 韦:原作"苇",据《证类本草》卷八"石韦"条改。
2 溺:原误作"弱"。据《证类本草》卷十一"仙茅"条改。同"尿"。下文同此误者径改。
3 兰叶:朱丹溪《本草衍义补遗》所称兰草,乃兰科观赏植物兰花,非今多用的菊科植物兰草 Eupatorium fortune Turcz. 李时珍已正其误。此条正文主要引据《本草衍义补遗》。

主治消渴，除疳癖，生津止渴，益气润肌。秉金水之清气，而似有火。知其花香之贵，而不知为用有方。盖其叶能散久积陈郁之气，甚有力。入药煎煮之。东垣方中尝用。《经》云：消陈气[1]，治之以[2]兰也。消渴症非此不能除，凉脾瘅[3]必用之剂。

芫花

味辛、苦，气温。有毒。决明为使，反甘草。

主治咳逆上气，喉鸣，咽肿，蛊毒，积聚肿满，逐五水，消胸中痰水[4]，虚者勿用。

凡用，煎熬，不可近眼。

紫草

味苦，气寒。无毒。可入染房[5]。

主治心腹邪气，伤寒时疾。发疮疹不出，卒小便淋沥痛，除五疸，利九窍，通水道，腹肿胀满，补中益气。以合膏，疗小儿疮及人面皱。

芦根

味甘，气寒。无毒。凡使，取根逆水生者并黄泡肥厚者。味甘，采得去节须并上赤黄了，细剉用。其花名蓬蕽。若露出[6]及浮水中者，不堪用。

主治消渴客热，止小便，五噎隔气、烦闷吐逆不下食。水煎顿服之良，解食鱼蟹中毒。前患[7]，取五两剉，用水三钟，煎至二钟，无时服，甚效。

灯心草

味苦，气微寒。无毒。

1　陈气：原作"诸癖"。据《素问·奇病论篇》云："治之以兰，除陈气也"改。

2　以：原误作"是"。据《素问·奇病论篇》云："治之以兰，除陈气也"改。

3　脾瘅：原作"胆疸"。据《素问·奇病论篇》云："名曰脾瘅"改。

4　水：原误作"引"。据《证类本草》卷十四"芫花"条改。

5　染房：指作染紫色用。《本草经集注》："即是今染紫者。"

6　出：原作"屈"。据《证类本草》卷十一"芦根"条引"陶隐居"改。

7　前患：据《证类本草》，"前患"当指前述"五噎嗝气，烦闷吐逆不下食"。"水煎顿服之良"，当为"解食鱼蟹中毒"的用药法。

主治心腹邪气,小便不利、淋闭,清心除烦。烧灰,取少许吹喉中,治急喉痹甚捷。涂乳上与小儿吮,止夜啼。

海藻

味苦、咸,气寒。沉也,阴中之阴。无毒。反甘草。

主利水道,通闭结之便。泄水气,消遍身之肿。散瘿瘤而治疝何难?消颈下结核极易。又疗痈肿、癥瘕、坚气,腹中上下鸣,下十二水肿,辟百邪鬼魅,气疾急满,疝气下坠,腹疼痛,核肿。疗皮[1]间积聚。

制法:用生乌头同蒸一伏时[2],日干;或洗去咸味,焙干。

昆布

味辛、咸,气微寒。无毒。凡海中菜,皆治瘿瘤结气,又癫卵肿,煮汁咽之。凡使用甑箪[3]同煮,从巳至亥,水渐添,勿令干。煮去咸味,焙干,剉用。

主破疝气,散瘿瘤,治结硬水肿。与海藻同科。治瘿瘤,治疮之坚硬者,咸能软坚也。

藜芦

味辛、苦,气寒。有毒。黄连为使。反细辛、芍药、五参。恶大黄。

主治上膈风痰,蛊毒,咳逆,暗风痫病,中风不语,咽喉痹闭不通,泄痢肠澼,头疡疥瘙,恶疮,杀诸虫毒,去死肌。疗哕逆,鼻中息肉,马刀烂疮。取一两,浓煎防风汤洗过,微炒为末,温水下半钱,以吐为度[4]。

制法:去芦头,用糯米泔浸一宿,焙干。方用防风汤依法行。

白敛

味甘、苦,平,气微寒。无毒。代赭为使。反乌头。

---

1 皮:原脱。据《证类本草》卷九"海藻"条补。

2 一伏时:一昼夜。

3 甑箪:蒸笼底层竹屉。《雷公炮炙论》有"敧箪淡卤"的说法(即日常所用蒸笼里的竹片,能使盐味变淡),故此处用之减少昆布的咸味。

4 取一两……以吐为度:此方《证类本草》卷九"藜芦"条引《简要济众》,原用"治中风不省人事,牙关紧闭者"。

主治痈肿疮疽，散结气，止痛，除热，目中赤，小儿惊痫、温疟，女子阴中肿[1]痛，下赤白，杀火毒。汤泡、火烧疮及箭疮。

白及[2]

味苦、辛，平，气微寒。无毒。紫石英为使。恶理石，畏杏仁。

主治痈肿恶疮败[3]疽，伤阴死肌，肤中邪气，贼风鬼击，痱[4]缓不收，杀白癣[5]疥疮虫。

苍耳

味苦、甘，气温。无毒。其叶主治同。忌食猪肉。

主治诸风，头风寒痛，风湿周痹，四肢拘挛痛，恶肉死肌，瘰疬，疥癣瘙痒。久服益气，耳目聪明，强志轻身，填骨髓，暖腰脚。其叶最消食积，止透脑涕[6]。子能明目。叶解风缠。

制法：入药炒用。

水萍

味辛、酸，气寒。无毒。水中大萍，叶圆、阔寸许，紫背色者是[7]。

主治暴热身热，身痒，下水气，长须发，治消渴。煎汤沐浴，生毛发。时行热病，发汗有功。

牡丹皮

味辛、苦，气微寒。无毒。畏菟丝子。入手厥阴心胞络，足厥阴肝经，足少阴肾经。

1　肿：原误作“毒”。据《证类本草》卷十“白敛”条引《本经》改。

2　及：原作“芨”，据《证类本草》卷十“白及”条改。

3　败：原误作“贼”。据《证类本草》卷十“白及”条改。

4　痱：原误作“摩”。据《证类本草》卷十“白及”条改。痱，《说文解字》：“风病也。”《灵枢·热病》：“痱之为病也，身无痛者，四肢不收。”痱缓不收，即中风四肢瘫痪。

5　癣：原误作“薜”。据《证类本草》卷十“白及”条改。

6　透脑涕：即脑漏、鼻渊。

7　水中大萍……紫背色者是：此处误将二物混为一谈。水中大萍乃苹科植物苹 Marsilea quadrifolia L.，叶背紫色者为浮萍科植物紫背浮萍 Spirodela polyrrhiza Schleid.。入药以后者为胜。

主除结气,破瘀血,可行经下血,止痛祛邪,疗惊痫、中风。疗寒热,续筋补骨,破痈脓,除癥坚。消肠胃积血,衄血、吐血,并痰中见血,宿血之要药也。及治无汗骨蒸,产后寒热似疟,安五脏,疗疮痈,除时气头痛,客热,劳[1]气,腰痛,风噤,癞疾。

制法:去木,酒拌蒸,铜刀剉之。一名百两金。惟山中单叶[2]、花红者佳。

地肤子

味苦,性寒,无毒。即扫帚子,极微细。

主除湿,去皮肤之风热,明目,散瘕疝之恶疮。利小便,水谷能分;益精气,膀胱退热[3]。又能补中强阴。

商陆

味酸、辛。降也,阳中之阳也。有毒。根名樟柳。有赤白二种,赤者不入药,白者堪入药。

主消水胀疝瘕之痹[4],疗胸中邪气,痿痹;熨除[5]痈肿,杀鬼精物,疏五脏,散水气,治腹满。其味酸、辛,其形类人。其用疗水,其效如神。

骨碎补

味苦,性温,无毒。

主治破血折伤,克效。及治耳鸣耳聋。一名胡孙[6]姜。根生树上。能补骨碎、折伤,因名之。

白头翁

味苦,性温。可升可降,阴中之阳也。无毒。

1　劳:原误作"痨"。据《证类本草》卷九"牡丹"条改。

2　单叶:花单瓣。

3　膀胱退热:《证类本草》卷七"地肤子"条引《本经》作"主膀胱热"。

4　痹:原误作"种"。据《证类本草》卷十一"商陆"条引《本经》"主水胀疝瘕痹"改。

5　除:原误作"中"。据《证类本草》卷十一"商陆"条引《本经》改。

6　孙:原误作"丝"。据《证类本草》卷十一"骨碎补"条改。

主治男子阴疝偏坠之肿，治小儿头秃腥膻之疮，疗伤寒寒热温疟之狂，破瘿瘤积聚之气。鼻衄血无此不效，痢赤毒有此见功。并治金疮，逐血止痛。

阿魏

味辛，气平。无毒。多有伪假。试验有三法：将半铢安于熟铜器中一宿，次早黏阿魏处白如银者，一也；将一铢置于五斗草自然汁中，浸一宿，次早如鲜血状，二也；将一铢安在树[1]上，其树立干便是真，三也。

主除脾气而辟臭气，有真有假。破癥积及传尸，杀蛊、杀虫。其气极臭而能去臭气，能治食积、肉积，下恶气，除邪鬼蛊。入调和以辟辛臭。

制法：置瓷[2]钵中，乳极细成粉用[3]。

荜澄茄

味辛，性温。无毒。似梧桐子。

主散肾冷，温脾健胃，消腹胀，下气宽膨，逐皮肤之风，辟鬼邪之气，令人能食。可染发及香身。

制法：去柄及皱皮，酒蒸，细杵用。

荜拨

味辛，性大温。无毒。

主温中下气，补腰脚，杀腥气，消食，治胃冷，除转筋霍乱，心疼痛连巅顶。又能下气，消阴疝疙癖。

其根名荜拨没。主五劳七伤，除阴汗，消核肿。形似柴胡，色黑而硬。

马蔺花

味辛、酸，性温。无毒。一名蠡实。非园中之李子。

主治皮肤寒热，风寒湿痹，胃热喉痹，坚筋骨，止风去湿及心腹烦满，利大小便，令人嗜食，长肌肥大。治喉痹，以蠡实花叶煎汁含，细咽之。多服令人溏泄。

1　树：《证类本草》引《雷公炮炙论》，"树"前有"柚"字。

2　瓷：原作"磁"，同"瓷"，据改。

3　乳极细成粉用：《雷公炮炙论》作："研如粉了"。《本草纲目》引作"乳钵研细"。

淫羊藿

味辛,性寒。无毒。一名仙灵脾[1]。山药为使。生西川北郡[2],有淫羊,一日百遍合,盖食此药所致,因名。

主治阴痿、绝伤,茎中痛,疗风冷,补阴虚而助阳,益气力,能坚筋,强志,消瘰疬。又治赤痛,利小便。下部有疮,洗可出虫。丈夫久服,令人无子,使人好为阴阳事。

制法:每一镒用羊脂四两,拌匀,炒过,待霍合[3]为度。

狗脊

味苦、甘,平,性微温。无毒。草麻为使。恶败酱。

主治腰疼脚气,强筋骨,扶老补虚,治背强膝痛,周痹寒湿。利老人失溺,丈夫行步艰难,女人伤中。便于俯仰。

制法:用酒拌蒸。

白鲜[4]皮

味苦、咸,气寒。无毒。恶螵蛸、桔梗、茯苓、萆薢。

主治头风,壮筋弱而疗足膝顽痹,利小便,止淋沥,女子阴中肿痛,经水不通,湿痹、风癣、死肌,不可屈伸、起止行步,四肢不安。时行肠[5]中大热饮水,欲走大呼,小儿惊痫,妇人产后余痛。治疸,通淋及咳逆。

茅根

味甘,性寒。无毒。即白茅花根。

主治劳伤虚羸,补中益气,止吐、衄血,消瘀血血闭,寒热烦渴,通淋利小便,去肠胃中寒热,妇人崩中。又能坚筋。

白茅花:止吐、衄血。

茅针:捣汁傅金疮良。

---

1 脾:原误作"皮"。据《证类本草》卷八"淫羊藿"条引《唐本草》改。
2 郡:《证类本草》卷八"淫羊藿"条引"陶隐居"作"部"。
3 霍合:义不明。《证类本草》卷八"淫羊藿"条引"雷公"作"脂尽"。
4 鲜:原作"藓",据《证类本草》卷八"白鲜皮"条改。
5 肠:《证类本草》卷八"白鲜皮"条引"别录"作"腹"。

刘寄奴

味苦，气温。无毒。去茎叶，用实。

主破血行经，疗汤火金疮之毒，下胀气。多服冷，令人寿[1]。因刘裕乳名"寄奴"，常将此草疗金疮效，因名之。

贯众

味苦，微寒。有毒。

主治心腹中热气，诸热毒，杀寸白及诸虫，破癥瘕。止鼻红[2]，治头风，傅金疮。

叶：治恶疮，令人泄。

葫芦巴[3]

味温[4]，无毒。子结细荚。

治虚冷疝气，好补元阳。主肾冷疝瘕偏坠。得桃仁、茴香，逐膀胱疝气甚效；得硫黄、附子同用，专补肾冷而虚。又主胸胁胀满，面色青黑。

预知子

味苦，性寒。无毒。

主杀虫，疗蛊，治诸毒。传云：取二枚缀领上，遇蛊毒物则闻其有声，当便知之。有皮壳，其实如皂荚子，去皮研服之，效。

茵芋

味苦，温，气微温。有毒。一名莞草。叶似石榴。

主灭风湿之痛，理寒热似疟。治心腹痛，通关节，疗寒热湿痹、羸瘦，久患风湿走注，四肢脚弱。

1　多服冷令人寿：本品性温，《证类本草》卷十一"刘寄奴"条引《唐本草》云"多服令人痢"，与此大异。

2　鼻红：即鼻衄。

3　巴：原作"芭"，据《证类本草》卷十一"葫芦巴"条改。

4　味温：似有脱字。《本草纲目》第十五卷"胡卢巴"作"苦大温"。供参考。

萎蕤

味甘，平，性温。降也，阳中之阴。无毒。畏卤咸。与钩吻、黄精相似，但萎蕤节上有毛，茎斑，叶尖处黄点是真。

主治中风暴热，不能动摇，跌筋结肉，诸不足，心[1]腹结气，虚热湿毒腰痛[2]，茎中寒及目痛、泪出、眼烂。久服去面䵟。

草决明

味咸、苦、甘，性微寒。无毒。

主治目盲淫肤，眼中赤白膜，肿痛泪出，疗唇青。久服益睛光，能和肝气而明目，泻肝热祛风。解蛇毒。贴脑上止鼻红。装枕内胜黑豆，能止头痛而明目。

萱草根

味甘，凉，无毒。一名鹿葱。

主治女人沙淋如粉，酒疸黄色通身，下水气，兼除鼻衄，疗五隔而消痈肿。又治小便赤涩，身体烦热。妊妇带其花，即生男子，因名宜男草也。其性下走阴分，又嵇康《养生论》云：“合欢蠲忿，萱草忘忧”是也。研汁一盏，入姜汁半盏，细细呷之，治大热鼻红。

赤箭

味辛，气温。即天麻苗也。一名定风草。有风不动，无风自摇，与御风草相似。注详见天麻下。

主杀鬼精物及蛊毒恶气，消痈肿、肢满，疝，下血。久服益气力，长阴肥健。

豨莶草

味苦、咸。有小毒。一名火莶。采苗叶，暴干，九蒸九晒，蜜丸。久服轻身延年，消痰活血，治左瘫右痪，效不可言。四十外即常服之说。

主治热䘌烦满不能食。生捣汁，服三四合。多则令人吐。

1　心：原脱。据《证类本草》卷六“女萎萎蕤”条补。
2　痛：原脱。据《证类本草》卷六“女萎萎蕤”条补。

蒲公英

味甘，平。无毒。即蒲公草，开黄花似菊花，处处有之。三月开花，麦熟有之，质甚脆，折之有白汁。四时常开花，花罢飞絮，絮中有子，落处即生。入阳明、太阴二经。一名地丁。

主化热毒，消恶肿结核，解食毒，散滞风。同忍冬藤煎，入酒引之，治妇人乳痈，服之即睡，睡觉，其病可安[1]。捣烂封之，亦消痈及疔肿效。

漏芦

味苦、咸，性大寒。无毒。俗呼荚蒿，一名野兰。入足阳明胃本经药。

主治皮肤热，恶疮疽痔，治湿痹。下乳汁，止遗溺。热气疮痒如麻豆行，可作汤浴。通小肠，泄精尿血，疗乳痈，益气，聪耳明目。

萆麻子

味甘、辛，气平。有小毒。形如巴豆，有黄黑斑点。

主治水癥，水研二十粒服之，吐恶沫，加至三十枚，三日一服，差则止。又治风虚[2]寒热，身体疮痒浮肿，尸疰恶气，笮取油涂之。此属阴，能出有形质之滞物[3]，故能取胎产胞衣、剩骨胶血[4]者。用其叶，治脚风肿。又油涂叶炙热，熨囟上，止鼻衄。性善收，能追脓取毒。叶治脚气，风肿不仁，捣蒸傅之。

制法：连壳、皮用盐汤煮半日，去皮、壳，取仁研用。大治产难胎衣不下，并下死胎。

茜根

味苦，性寒。无毒。畏鼠粘。与赤柳[5]草相似，勿误用，令人患眼障，速服甘草汤解之。用铜刀切，忌铁、铅。

---

1 服之……可安：《本草衍义补遗》作："服罢，随手欲睡，是其功也。睡觉，病已安矣。"李时珍引作："服罢欲睡，是其功也。睡觉微汗，病即安矣。"
2 虚：原脱。据《证类本草》卷十一"蓖麻"条补。
3 能出有形质之滞物：原作"出形之滞物"。据《本草衍义补遗》"蓖麻"条补正。
4 胎产胞衣剩骨胶血：原作"产胎衣剩骨疗血"。据《本草衍义补遗》"蓖麻"条补正。
5 柳：原误作"脚"。据《证类本草》卷七"茜根"条引"雷公"改。

主治风寒湿痹、黄疸,补中,止吐血、下血、内崩,膀胱不足,蹉跌,蛊毒。久服益精气,轻身。可以染绛。

羊踯躅

味辛,温。有大毒。其花似萱草花,甚不可服,误则令人颤抖,昏倒一昼。如用,可拌烧酒蒸三次,即无虑矣。同它罗花[1]、川乌、草乌合末,即蒙汗药。

主治贼风在皮肤中,淫淫痛,温疟,恶疮毒,诸痹,邪气鬼疰,蛊毒。能治痛风。

夏枯草

味苦、辛,气寒。无毒。王瓜为使。

主治寒热瘰疬,鼠瘘头疮,破癥,消瘿瘤结核,脚肿湿痹,散结气。有补厥阴肝经血脉之功。退寒热,虚者可伏。若实者,用行散之药佐之。

庵䕡子

味苦,微寒,微温。有毒。荆实、薏苡为使。

主治五脏瘀血,腹中水气,胪胀留热,风寒湿痹,心下坚,膈中寒热,周痹,妇人月水不通,消食明目,祛食。

营实

味酸,温,气微寒。无毒。即蔷薇花也。粗布拭去黄毛,用浆水拌湿,蒸一宿,至明日出,干。

主治痈疽、恶疮,结肉跌筋,败疮热气,阴蚀不瘳[2],利关节,益气。

根:止泄痢腹痛,五脏客热,除邪逆气,疽癞诸恶疮,金疮伤挞,生肉复肌。

络石

味苦,温。无毒。杜仲、牡丹为使。恶铁。畏贝母、菖蒲。用粗布拭去茎

1　它罗花:即曼陀罗花。

2　瘳:原误作"疗"。据《证类本草》卷七"营实"条改。

蔓上毛，甘草水浸一伏时，日干。

主治风湿死肌，痈肿不消，喉舌肿不通，水浆不下。大惊入腹，除邪气，养肾，主腰膝痛，坚筋骨，利关节，明目，润颜。

生卷柏

味辛、甘，微寒。无毒。

主治五脏邪气，女子阴中寒热痛，癥瘕血闭，绝子。止咳逆，治脱肛，散淋结，头风眩，痿蹶，强阴益精，令人好容颜。

麦句姜[1]

味甘，寒。无毒。垣衣为使。

主治瘀血、血瘕欲死，下血，止血，利小便，除小虫，去痹，除胸中结热，止烦渴，逐水，大吐下。久服轻身耐老。

丹参

味苦，微寒。无毒。畏咸水。反藜芦。一名赤参。一名木羊乳。

主治心腹邪气，肠鸣幽幽如走水，寒热积聚，破癥除瘕，止烦满，益气，养血，去心腹痼疾结气，腰脊强脚痹，除风邪留热。久服利人。

景天

味苦、酸，平。无毒。一名救火，又名慎火。

主治大热火疮，身热烦，邪恶气，诸蛊毒，寒热风痹，诸不足。

花：治女人漏下赤白。又云：养之于屋上，能避火。

沙参

味苦，微寒。无毒。一名白参。恶防己。反藜芦。

主治血积惊气，除寒热，补中，益肺气。疗胃痹心腹痛，结热邪气头痛，皮间邪热，安五脏。

1　麦句姜：《证类本草》卷七正名为"天名精"，又别名"地菘"等。

王不留行

味甘、辛，平。无毒。

主治金疮止痛，逐血出刺，除风痹内寒，止心烦鼻衄，痈疽恶疮瘘，乳痈，妇人难产。

制法：浆水拌一宿，焙干，酒拌蒸用。

白花藤

味苦，寒。无毒。凡使勿用菜花藤[1]，相似，其味酸涩。

主解诸药、菜、肉中毒，酒渍服之。主虚劳风热。生岭南。

制法：采取去根，阴干用。

石龙芮

味苦，平。无毒。大戟为使。畏蛇蜕、吴茱萸。

主治风寒湿痹，心腹邪气，利关节，止烦满，平肾胃气，补阴气不足，失精茎冷。久服皮肤光泽，令人有子。

败酱

味苦、咸，平。无毒。采根暴干用。

主治暴热火疮赤气，疥瘙疽痔，马鞍热气[2]，痈肿，浮肿结热，风痹不足，及产后痛。其叶似豨莶，根似柴胡，如败豆酱，故名。

酸浆

味酸、平，寒。无毒。

主治热烦满，定志益气，利水道。产难，吞其实立产。一名醋酱，今酸酱草是，江东人呼曰苦葴[3]。

1 藤：原脱。据《证类本草》卷八"败酱"条补。
2 热气：原脱。据《证类本草》卷八"败酱"条补。
3 葴：原误作"箴"。据《证类本草》卷八"酸浆"条改。

大青

味苦，大寒。无毒。

主疗时气头痛，大热口疮。伤寒方中多用，出江东诸郡。

王瓜

味苦，寒。无毒。

主治消渴内痹，瘀血月闭，寒热酸疼，益气愈聋。疗气热结，散鼠瘘、痈肿、留血，妇人带下，止小便及不禁，逐四肢骨节间水，疗马骨刺人疮，下乳汁。生鲁地及墙垣间。

泽兰

味苦、甘，微温。无毒。防己为使。采挂屋南角令干。

主治乳妇内衄，中风余疾，大腹水肿，身面四肢浮肿，骨节中水，金疮痈肿，产后金疮，疮脓内塞。凡用须要识别雌雄，其形不同：大泽兰形叶皆圆，根青黄，能生血调气与荣合。小泽兰迴[1]别，采看叶上斑，根须尖，能破血通积久。

根名地笋。利窍，通血脉，排脓。治血上鼻红、吐血，产后心腹痛，一切血痛。肥白人。产妇可作蔬菜食，甚佳。

白药

味辛，温。无毒。苗名剪草。主治诸疮疥癣疮。

主治诸疮，生肌。又能解野葛、生金、巴豆药毒，消痰止嗽。生原州，九月九日采。

荭草

味咸，微寒。无毒。即水红花。一名鸿蔼[2]。

主治消渴，退热，明目益气。似马蓼而大，好生水傍。

---

1 迴：原误作"通"。据《证类本草》卷九"泽兰"条改。

2 蔼：原误作"鸱"。据《证类本草》卷九"荭草"条改。

甘松香

味甘，温。无毒。

主治恶气，卒心腹痛满。兼用合诸香。丛生叶细。

王孙

味苦，平。无毒。

主治五脏邪气，寒湿痹，四肢酸疼，膝冷痛，疗百病，益气。楚名王孙，齐名长孙，吴名白功草。

茅香花

味苦，温。无毒。

主治中恶，温胃止呕吐，疗心腹冷痛。叶苗可作浴汤，辟邪气，令人身香。

莨菪子

味苦、甘，寒。有毒。颇似五味核而极小，又与苍蓂子相似，时人多杂之，但其子赤[1]可辨。

主治齿痛出虫，肉痹拘急，使人健行、见鬼[2]，疗癫狂风痫，颠倒拘挛。多服令人狂走。久服走如奔马，强志益力通神。

制法：黄牛乳汁浸一宿，看牛乳汁黑即真也。每十两以头醋一镒，煮干醋为度，晒干。有大毒，别捣重筛。误服冲人心，大烦闷，眼生遏火。

钩吻

味辛，温。有大毒。半夏为使。恶黄芩。一名野葛。与地精苗茎相似，其地精能杀人，勿误用误饵。

主治金疮乳痓，中恶风，咳逆上气，水肿，杀鬼疰蛊毒，破癥积，除脚膝痹痛，四肢拘挛，恶疮疥虫，杀鸟兽。一名野葛。折之青烟出者名固活。甚热，

---

1 赤：原误作"亦"。据《证类本草》卷十"莨菪子"条改。
2 见鬼：《证类本草》卷十"莨菪子"条引《本经》此前有"通神"二字。

不入汤。生傅高山谷、会稽东[1]野。

制法：采，细剉，研汁入膏中，用治人身恶疮，效。

青葙[2]子

味苦，微寒。无毒。与思蒉子、鼠细子相同，而味各别，煎之有涎是。

主治邪气皮肤中热，风瘙身痒，杀三虫、恶疮、疥虱痔蚀，下部䘌疮。子名草决明，一名草蒿。

采茎叶，阴干。

羊蹄根

味苦，寒。无毒。走血分，令人六腑滑泄。

主治头秃，疥癣瘙痒，除热。女子阴蚀、浸淫疽痔，杀虫。

狼毒

味辛，平。有大毒。大豆为使。恶麦句姜。

主治咳逆上气，积聚饮食，寒热水气，胸中积癖，恶疮，鼠瘘，疽蚀，鬼精，蛊毒。杀飞鸟走兽。陈而沉水者良。

马鞭草

味辛，凉。无毒。

主治下部䘌疮，癥瘕血块，月经不通，血气肚胀。

苎根

味甘，平。无毒。

主治小儿赤丹。其渍苎汁，疗渴。根能安胎，治妇人下血，服金石药心热，可解毒，大能补金而行滞血。方药鲜用，故表而出之。

甘蕉根

味甘，寒。无毒。

1　东：原脱。据《证类本草》卷十"钩吻"条补。

2　葙：原作"箱"，据《证类本草》卷十"青葙子"条改。

主治痈肿结热。即芭蕉，但有花汁，无实。今言花甘露，味甘冷，不益人。

续随子

味辛，温。无毒。一名千金子，又名拒冬。

主治妇人血结月闭，癥瘕疝癖，瘀血蛊毒，鬼疰心腹痛，冷气胀满，利大小肠，除痰饮积聚，下恶滞物。

茎中白汁，剥人面皮，去䵟䵟。苗如大戟。

金星草

味苦，寒。无毒。此草惟生一叶，色青，长一二尺。至冬大寒，叶背生黄星点子，两行相对如金色。其根盘屈，似细竹根，折之有筋如鬃[1]。

主治痈疮疽[2]毒，大解硫黄及丹石毒。发背痈肿结核，用叶和根，酒煮服之，百药毒悉下。又可作末，冷水调服，并涂傅发背疮肿，效。

根碎之，浸油涂头，可生毛发。戎州产者佳，常生背阴石上净处，及竹箐中不见日处，凌冬不凋。和根采之，风干。又名金钏草。

鹤虱

味辛，平。有小毒。

主蛔蛲虫，用之为散，以肥肉臛汁服方寸匕。亦丸、散中用。生西戎。

蚤休

味苦，微寒。有毒。

主治惊痫，摇头弄舌，热气在腹中，癫疾，痈疮，除蚀，下三虫，去蛇毒。一名蚩休，又名重台。

山慈菰

有小毒。

---

1 鬃：原作"騣"。同"鬃"，据改。
2 疽：原作"疸"。据《证类本草》卷十一"金星草"条改。

主治痈肿疮瘘，瘰疬结核等病。醋摩之，亦剥人面皮，除䵟䵟。一名灯花。叶似车前，根如慈菇[1]。

马勃
味辛，平。无毒。紫色如狗肺，弹之粉出。

主治恶疮，马疥，冻疮。生园中久腐处。今人呼为马穸勃。

海金沙
主通利小肠。得栀子、马牙硝、蓬砂，疗伤寒狂热。

鸡冠子
凉，无毒。

主治肠风泻血，赤白痢，妇人崩中带下。入药炒用。

草乌
味酸，平，性温。可升可降，阴也。无毒。

主收肺气，除烦止渴。治泻痢，调质和中。

川乌
味辛，性热。浮也，阳也。有毒。

主散诸风之寒邪，破诸积之冷痛。破积，有消痰、治风痹之功。

1　如慈菇：三字原脱。据《证类本草》卷十一"山慈菇"条改。

卷中

钱塘　元实甫　梅得春　编集

马平　夷仲甫　陆可行　考订

楚零　可贞甫　王有恒　同校

周南　君采甫　王纳谏　梓行

楚靖　后学　陈谟　誊次

木部第二　计八十九味[1]

桂

味甘、辛，性大热。有小毒。浮也，阳中之阳。得人参、熟地黄、紫石英良，恶生葱。

按：气之薄者桂枝也，气之厚者肉桂也。气薄则发泄，桂枝上行而发表；气厚则发热，肉桂下行而补肾。此天地亲上亲下之道也。故谓之曰：劳伤须肉桂，敛汗用桂枝。俱可行经破癖。炒过，不堕胎儿。又云"官桂"者，桂乃多品，取其品之高者，可以充虹[2]，而名之，贵之之辞也；曰"桂心"者，皮之肉厚，去其粗而无味，止留近木一层而味辛甘，名之曰"心"，美之之辞也。又几种：菌桂能养精神，牡桂可利关节，柳桂堪治上焦。所以各分义治者也。柳桂，桂之极嫩条也。

桂枝入足太阳经，治伤寒头痛，能开腠理，解肌表，去皮肤风湿，泄奔豚。入上焦，能横行手臂，领诸药至痛处，止痛及风，并止表虚自汗。桂虚能补，此大法也。仲景救表用此，非表有虚，以桂补之。卫[3]有风邪，故病自汗。此以发其邪，卫[4]和则表密，而汗自止。亦非桂枝能收而用之也。是故《内经》以其"辛甘发散"之义。凡治伤寒，春分后当忌之。

肉桂入手少阴心、足少阴肾二经，属阴，与火邪同。故曰寒因热用，而与知母、黄柏同用，有补肾之功，故十全汤用之，引归肾经，且能行血而疗心痛，止汗如神。治一切风气，补五劳七伤。入肾治下焦寒冷腹痛，温中止卒心痛，利肝肺气，通九窍，利关节，暖腰膝，疗霍乱转筋，破痃癖癥瘕，消瘀血，通月经，能堕胎，主风湿冷痹，骨节挛缩，续筋骨，生肌。

茯苓

味甘、淡，性温。无毒。可升可降，阳中之阴也。恶白敛、地榆、雄黄、秦艽、龟甲。忌醋及酸物。入手太阴肺经、足太阳膀胱经、足少阳胆经药。

白者利窍而除湿，益气而和中。大便多而能止，小便结而能通；心惊悸而

1　计八十九味：原无，据目录补。目录原脱一味，故实数为"九十"味。

2　虹：音 gòng（贡）。本义为"到"，此处通"贡"。

3　卫：原误作"谓"。据《本草衍义补遗》"桂"条改。

4　卫：原误作"微"。据《本草衍义补遗》"桂"条改。

能保,津液少而能生。补虚劳在心脾有益,治逆气连胸胁多功。又治忧恚[1]惊邪,心下结痛,寒热烦满,咳逆口干,止消渴好睡,除湿益燥,利膈中痰水,肺痿痰壅。调胃气,伐肾邪,降肺火,益气力,保神守中,利腰脐间血。久服安魂养神,不饥延年。又治产后血虚发热,轻者可用此味,淡渗其热。得松之余气而成,属金,仲景利小便多用之。此暴病、新病之要药也。若阴虚者,不宜多服。

赤茯苓

入足太阳膀胱经,手少阳三焦经,足少阴肾经。忌、畏同前。

主利小便,分水谷,破结气,止泻痢,小便淋沥,滞涩不通,消水肿。与泽泻同用,利小便,导湿。

凡使,去皮,水淘去赤筋,则不损人眼目。白者入壬癸,赤者入丙丁[2]。

茯神

味甘,气平。无毒。

主宁心益脾,利惊,开心定智,辟鬼安魂。治风眩恚怒,劳乏心虚,养神保睡,口渴健忘,大有功效。又治心下急痛坚满。人虚而小便不利者,加而用之。

琥珀

味甘,气平。纯阳。无毒。

主治五淋,利小便,安五脏,定魂魄,杀鬼精蛊毒,明目磨翳,止心痛,破癥结,消瘀血。又治产后血迷血晕,合金疮,生肌止血。若血少而小便癃闭者勿用。乃松脂所化。以手摩热,可拾芥者为真。

松脂

味苦,气温。无毒。

1　恚:原误作"慧"。据《证类本草》卷十二"茯苓"条改。此书常将"恚"误作"慧",此下径改。

2　白者……丙丁:壬癸为水,丙丁为火。李时珍对此有评议:"李杲复分赤(茯苓)入丙丁,白(茯苓)入壬癸。次其发前人之秘者。时珍则谓茯苓、茯神,只当云赤入血分,白入气分,各从其类,如牡丹、芍药之义,不当以丙丁、壬癸分也。若以丙丁、壬癸分,则白茯苓不能治心病,赤茯苓不能入膀胱矣。"

主补五脏，除热及胃中伏热，咽干消渴，风气死肌，历节风，恶风癞疾，痈疽恶疮，头疮白秃[1]，疥瘙，风痹。杀虫，牙痛少许咬之，虫自死。贴诸疮，生肌止痛。久服延年。

松花：多食能发上焦热病，慎之。

制法：凡入药，用河水煮，或白酒煮软，白滑可用。

槐角实

味苦、酸、咸。无毒。景天为使。

主治五内邪气之热，止口流痰唾之涎。补绝伤而医五痔，催生产而疗火疮。妇人乳瘕可治，子脏急痛能痊。男妇阴疮湿痒、产门痒痛堪瘳。久服明目，补脑益气，须发不白，亦且延年。若用催生堕胎，只吞七粒即下。

枝：煎汤洗诸疮，阴囊下湿痒。

皮：治烂疮。

根：治寒热。

胶：主治一切风，化涎，肝脏风，筋脉抽掣，及小儿急惊风、口噤，或四肢不收，顽痹，并毒风周行如虫行，及破伤风，口眼㖞斜，腰背强硬。任作汤、丸煎服。

凡使，采，拣去单子及五子者，只用两三子者佳。

槐花

味苦，无毒。

治五痔心痛，眼赤，杀五脏虫及热，去皮肤风，并肠风泻血，赤白痢疾，俱炒用。

叶：煎汤，治小儿惊痫壮热，疥癣及疔肿。皮、茎同槐花。染家作色。采时收其未开含蕊，煮一沸出之。

制法：槐实，铜槌碎之，用乌牛乳拌一宿，在十月以上[2]采。

1　秃：原作"瘊"。同"秃"，据改。

2　十月以上：《本草图经》作"十月采老实入药"。又古方有十月上巳日采槐子之说。可互参。

柏子仁

味辛，气平。无毒。桂、牡蛎为使。畏菊花、羊蹄根、诸石及面曲。

主养心脾而有益，定惊悸而安神。去五脏之风湿，补虚损之腰疼。腰中重，肾中冷，燥亦能润；头中风，阴中痿，阳道能兴。益气兼除恍惚，久服耳目聪明，不饥延年。

凡使，去壳取仁，微炒用。

侧[1] 柏叶

味苦、涩，气微温。无毒。使同柏子仁。

主治吐血、衄血、痢血，及妇人血山崩，疗赤白淋、石淋、淋浊，能清除湿痹，益气轻身，令人可耐寒暑，止饥燥湿，乃补阴之药也。但性多燥，久服大益脾土，以滋其肺。炙，罨冻疮。

凡使，取新鲜扁柏枝，清水洗净，捣汁用。

枸杞子

味苦[2]，微寒。无毒。出甘州者佳。

主治五内邪气，热中消渴，周痹风湿，下胸胁间气，客热头痛，补内伤大劳嘘吸，强阴益精，利大小肠，去皮肤骨节间风，及肾家风眼赤痛，风痒障[3] 膜。久服坚筋骨，明目，耐寒暑，血虚人用之良。

制法：用温水微泡，漉出，取肉去核。

地骨皮

味苦，平，性寒。升也，阴也。无毒。入手少阳三焦经、足少阴肾经药。

主疗在表无定之风邪，治传尸有汗之骨蒸。退热除蒸，治虚劳药必用之药。又去肌肉间热，消渴及风湿痹，坚筋骨，补内伤，凉血强阴，利大小肠。

凡使，去木用皮，水洗。

---

1 侧：原作“则”。据目录改。
2 味苦：《证类本草》卷十二“枸杞子”条引《药性论》云“味甘平”，义长。
3 障：原误作“瘴”。据《证类本草》卷十二“枸杞子”条引《药性论》改。

黄蘗

味苦，平，气寒。沉而降，阴也。无毒。恶干漆。入足少阴肾经、足太阳膀胱经药。

主泻下焦隐伏之龙火，安上焦虚哕之蛔虫，脐下痛。单制[1]而能除肾不足，生用而能补疗诸疮。凉肝明目，解热毒毋遗；治痞厥血痢痈疽，利湿热不可缺。疗黄疸并五脏肠胃中结热，女子崩属热者，泻膀胱热，小便赤涩、肠痔，诸痿脚膝无力，瘫疾必用之药。降相火，疗骨蒸劳热，阴痿鼻红，吐血心痛，小肠虚痛及肿，下焦湿肿；女子漏下赤白，阴伤蚀[2]疮；男子肾茎痛、疮痛，煮汁洗，研末敷之效。救肾水而泻阴中之伏火，加细辛泻膀胱之火，消茎中之肿；炒而加泽泻，治小便赤涩；与知母、肉桂用，俱阴，同滋肾气而泻下焦之火；以酒洗用，治冬天少火在泉发燥也。此药能降其力上之气，大泻阴火，正谓补阴则火自降。须炒褐色，与苍术同用，治痿、治湿，以其有降火收湿之功。佐干姜炮黑，以治湿热。配细辛为末，治口疮神效，又治秃疮。

制法：取紧厚鲜黄者为上。凡用，刮去粗皮，蜜水浸，晒干，再加蜜涂，炭火上炙焦用。若行下部，用盐水炒，火盛者亦然。俱先去粗皮而后制。

山茱萸

味酸、涩，气平，微温。阴中之阳也。无毒。蓼实为使。恶桔梗、防风、防己。入足厥阴肝、足少阴胆经。

主治头晕，温中下气，调月水，治疝，强阴。阳道衰，能坚长阴茎；肾髓竭，可秘精补元。逐心下寒热之邪，疗头风鼻塞之症。通耳闭而杀三虫，暖腰膝而厚肠胃。去面目痿黄，又除白疱，逐寒湿出汗。且止小便，利九窍，可安五脏，明眼目，强力益气。

制法：用温水泡一顷，取肉去核，每斤止可取肉肆两。其核能滑精，慎勿误入药。

---

1 单制：用一种方法炮制，入肾多用盐或童便制。本品有二制、三制、四制之法，常用酒、醋、童便、蜜、人乳等分别浸制。

2 蚀：原误作"蠋"。据《证类本草》卷十二"黄蘗"条改。

竹叶

味苦、甘、平,气寒。阴中之微阳。无毒。篁竹、淡竹为上,苦竹次之,余竹不入药。

主凉心火,除新旧之烦热;止喘促,去气胜之上冲。

篁竹叶:能除咳逆,急筋疮恶[1]。亦能医喉闭风痉兼呕吐,并杀小虫。其根可作汤,益气止渴,补虚下气,消毒。沥:主治风痉。实:通神明,轻身益气。

淡竹叶:味辛、平,大寒。主治胸中之痰热,下咳逆之气。

竹茹:微寒,主治呕逆寒热,吐血崩中,溢筋噎隔,衄血,并虚烦不眠。

苦竹叶

沥:均疗口疮,止目痛,利九窍。

笋:味甘,无毒。主治消渴,利水道,益气。可炙食。

竹沥

味甘,气寒。无毒。淡竹:《图经》云:谓肉薄、节间有粉者是也。俗名水竹,以其水湿处生,故名之。其篁竹,即今筋竹也。本草入药,但其味菽难服,故不多用。

主治卒中风,失音不语,风痹,胸中大热,颠狂烦闷,头痛头风,皆因热及痰症,并妊妇头旋倒地;能安胎,治子烦;除阴虚大热痰盛,气虚少食。且消虚痰风火痰。又治痰在四肢及皮里膜外,胸膈之间,非此不能开达。治小儿惊痫天吊,大人颠狂或健忘,且能养血。虽本草不言,然丹溪多用之。大抵笋可食者即可用矣,何寒之有?

取沥法:将竹截作短股,两头去节,中间留节劈开,置砖二片,将竹架之,下生炭火,炙逼沥出,两头用瓷器接之。

杜仲

味辛、甘,气温。沉而降,阳也。无毒。恶蛇蜕[2]、玄参。入足少阴肾经药。

---

1 急筋疮恶:《证类本草》卷十三"竹叶"条引《本经》作:"溢筋,急恶疡。"
2 蜕:原作"脱",通"蜕"。虽为通假字,然此处为药名,按"凡例"改用常用药名。后同不注。

主强志,壮筋骨,滋肾,止腰痛,酥炙去其丝,功效如神应。壮骨添精,治腰膝之肿痛;坚筋补损,疗足弱之难行。风冷遗沥能除,脊强直风可豁,阴中湿痒即潜消。久病之人加气力。

制法:削去粗皮,剉断。或酥炙,或姜汁,或盐水,或糯米汤炙去丝用。

藿香

味甘、辛,气微温。无毒。入足阳明胃经药。

主开胃,进饮食,止呕,疗心痛。定霍乱而辟恶气,除口臭而散寒邪。助脾快膈,辟瘴气,治寒疟,止呕逆之良剂也。胃寒及不和而少食者,加而用之。

厚朴

味苦、辛,气温。沉而降,阴中阳也。无毒。干姜为使。恶泽泻、寒水石、硝石。

主苦能下气,去实满而泄除腹胀;温能益气,散湿满而散结调中。温脾胃,去呕膨,清痰亦验;通经水,消谷食,止痢安虫。治初痢者,以泻凝滞之气,不宜久服。治腹胀者,因味辛以泄气聚于下焦也。又厚肠胃,安腹中长虫。孕娠忌用。

制法:削去粗皮,姜汁炒。用川中厚紫有油[1]佳。

乌药

味辛,气温。无毒。产天台者佳。入足阳明胃、足少阴肾经药。

主宽中顺气,补中益气,妇人血气,一切冷气攻、翻胃,利小便,治中恶心腹痛,蛊毒鬼忤,宿食不消,天行疫瘴,膀胱肾冷气攻冲背膂,小儿腹中诸虫。除一切风,并一切痈疮疥癞及猫犬百病,皆可磨服,大调诸气。

益智子[2]

味辛,气温。无毒。入足少阴肾经、手太阴肺经、足太阴脾经药。主治君心、相包二火。

---

1 厚紫有油:指厚朴(树皮)肉厚、色紫,用指甲划其内皮,可见油痕。俗称"紫油厚朴",乃佳品。

2 子:原脱,据目录补。

主安神定志，益气和中，补不足，调诸气，去脾胃中寒邪，止呕哕及遗精、虚漏，小便频数，遗沥。人多涎唾，当入补中汤。兼用治小水多者，取二十四枚，去壳，盐水煮服，奇验。

凡使，去皮壳。

猪苓

味甘而淡、苦，性温。阳中之阴，升而微降。无毒。入足太阳膀胱经，足少阴肾经药。

主除湿肿，体用兼备，利小便涩滞，能通解伤寒大热，发汗，治瘟疫痎疟，消中，杀毒蛊痒不祥，燥亡津液可疗。又治肿胀满从脚上至小腹，妇人子淋、子肿。行水之功最多，无[1]湿症者勿用，久服则消肾水，昏目。

巴豆

味辛，性热。浮而沉，阳中阴也。有大毒。芫花为使。恶蘘草，畏大黄、黄连。生巴郡，故名之。性急通利，因名江子。

主削坚积，荡脏腑之沉寒，通闭塞，利水谷之道，踔[2]利痰水，能破积结，宣肠胃泄泻胀膨。斩关夺门之将，不可轻用。能导气，化食，去恶肉，排脓，除鬼毒蛊痒邪物，通月经，下烂胎，主金疮脓血。不利丈夫阴。杀鱼虫，解斑猫、蛇蜕毒。胃中无寒积者勿用。

制法：去壳研如泥，层纸包，石压三日，再用火砖二片，烧极热，夹压一日，取出，再研筛听用。

皂荚

味辛、咸，气温。有小毒。柏实为使。恶麦门冬。畏人参、苦参、空青。为末吹鼻，引诸药入厥阴肝经。

主治风痰之恶病，除厥逆之昏迷；辟鬼魅之不悟，杀精物之淫邪。中气中风，尸厥卒死，皆为末搐鼻，嚏以释妖迷。消痰止嗽，疗金疮痛，治卒头痛

1　无：原误作"如"，义正相反。据《汤液本草·猪苓》引"象云"改。
2　踔：踔有踔足、距地用力等义，似与此处之含义不合。疑为"峻"字之误。

头风,风痹死肌,腹胀肾满,消谷囊结[1]。堕胎,胞衣不落。通关节,利窍,破蛊毒。煎膏,贴一切肿痛。

凡使,只可为膏、散、沐药,不入汤药。凡用猪牙皂,去筋弦炙过。

天丁[2]

治痈疽恶疮,诸般肿毒,能领诸药钻引溃处,已溃透脓,未溃消散。用米醋煎嫩刺,傅疮癣奇效。

桑白皮

味甘,性寒。可升可降,阳中阴也。无毒。入手太阴肺经。出土者,误用杀人。

主益元气不足而补中虚,泻肺气有余而止咳嗽。利水道,消浮肿,又消痰止渴。治劳伤羸瘦,退客热补虚,疗崩中脉绝,杀寸白虫,除肺中水气,止肺实唾血。盖性不纯良,戒勿多用,及肺虚者尤宜忌之。又可作线,缝金疮,更以热鸡血涂之。唐安金藏剖腹用此法。

制法:刮去粗皮,切,蜜拌炒用。

吴茱萸

味苦、辛,气热。可升可降,阳也。有小毒。蓼实为使。恶丹参、硝石,畏紫石英。入足太阴脾经、足少阴肾经,足厥阴肝经药。

主治咽嗌寒气,噎塞不通,胸中冷气,闭塞不利,脾胃停冷,腹痛不任,心气刺痛成阵而不止,疗感寒心腹及膀胱、小肠之冷逆。治转筋霍乱,并咳逆之风邪痰涎,谷食能消,痞满、吞酸可去。温中下气,治疝祛寒,利膈气,开腠理,去下焦寒湿,止头痛呕逆,理脚气攻心。治厥阴头痛项强,并唾痰沫厥逆,其脉浮缓,及祛寒,诸药不可胜也。脚气攻心,和姜汁饮之,下气最速。肠虚人少服。

根:杀三虫。根白皮:杀蛲虫。

制法:凡用,先以滚汤泡五六十遍,然后方用。

---

1 腹胀……囊结:《证类本草》卷十四"皂荚"条引《别录》作:"疗腹胀满,消谷,除咳嗽囊结。"

2 天丁:即皂角刺。

川椒

味辛，性大热。浮也，阳中之阳也。有毒。杏仁为使。畏款冬花。

主用之于上，退两目之翳膜；用之于下，除六腑之沉寒。温中下气，治邪气咳逆，明目，逐骨节皮肤寒湿痹痛及死肌，伤寒温疟，大风汗不出，心腹冷气，除风虫牙，壮阳，止阴汗，缩小便，开腠理，通血脉，坚齿发，安蛔虫，杀蛊毒鬼疰及鱼蛇毒，逐风冷。多食令人乏气，今人入调和。

核名椒目，微炒利水道，治疝气，主盗汗，有下达之能。行水甚速，止行渗道，不行谷道，故能下水燥湿也。不宜久服、多服。

制法：凡使，微炒去汗，拣去目并合口者，能杀人。

胡椒

味辛辣，性大温。无毒。属火而有金，性燥。食之快膈。一云向阴者澄茄，向阳者椒也。

主治霍乱昏迷，止痢，去痰厥冷气，温中，祛卒患心腹之冷痛，疗阴冷脏腑之风寒，能治寒痰冷痢。调羹用之，杀一切鱼、肉、鳖、蕈毒。不宜多服，大伤脾胃肺气。积久而火气疾忌用。

凡使，石槽中研粉用。

苏方木

味甘、咸、平，性寒。可升可降，阴也。无毒。

主破疮疡死血，除产后败血，非此不能效。调产后血晕，口噤昏迷，血攻胀满欲死者，酒煎伍两服，效。又治跌打损伤，排脓止痛，消痈肿，破瘀血，调月经，去风散气，其中心泥[1]功倍常。

麒麟竭

味甘、咸。有小毒。即血竭。勿误用海母血，其形相似，味酸辛气。其血竭味微甘咸，如栀子气者是也。嚼之不烂如蜡者佳。

1　中心泥：《证类本草》卷十四"苏方木"条引"雷公"云："中心文横如紫角者，号曰木中尊色，其效倍常百等。"供参考。

凡用，另研，重罗极细，再乳[1]无声，方入丸散膏药。若与群药同研，化作飞尘，去半也。

主止血出，疗金疮之折伤，定痛生肌；蠲除血晕，治五脏之邪气，带下尤良。破积血，傅一切恶疮久不合口。亦不可多用，却[2]引脓，长肉。主跌打损伤，内伤血聚，并宜酒服。刀箭伤血出不止，掺之即凝。

山栀子

味苦，性大寒。沉也，阴也。无毒。入手太阴肺经。

主疗心中懊憹，颠倒而不得眠；治脐下血滞，小便而不得利。凉心肾，止鼻衄，通解伤寒烦闷。治湿热发黄，并汗下后劳复，去心经客热，上焦虚热，风热烦燥，五内邪热，胃中热气、面赤，酒疱皶鼻，白癞疮疡，目热赤痛，挟毒热下血痢，生津止渴，泻肺中火，止呕哕。能屈曲下行，降火从小便泻出极速。善开郁，且治块中之火。用仁，去心中热；用皮，去肌表热。润脏腑，能解五脏之结热。益少阴经血，治疝因寒郁而发，盖湿热故耳，用此以降湿，以乌头以降寒郁。况二药乃下焦之剂，而乌头为山栀子所引，其性急速，不容胃脘停留，是谓神效劫剂。又治热郁胃脘痛，俗谓心疼，以此为君，姜汁佐之。为向导，通淋闭，若留注下焦，小便黄赤数者，与泽泻同之。与黄连同治嘈杂，必用之剂。小便溺血，用此治之。胎孕手足或头面遍身浮肿，属湿多者，并皆治之。生山间者，为山栀子。人家园圃栽者，为黄栀子，不入药。方中所用山栀，形最紧小，七棱至九棱者良。

制法：炒令焦，带微黑，或入汤药中，或为末入丸散末药中，甚效甚捷。

槟榔

味苦、辛，气温。沉而降，纯阳。无毒。

主坠诸药，性如铁石。治后重，验如奔马。豁痰逐水，更且杀虫，攻脚气冲心，宣通脏腑，下气除风，宣利破结，散滞气，消水谷，泄胃中至高之气，祛瘴气，止疟疾，坠诸药至下部。丹溪云：尝见闽广人，以此治瘴气，终世食之。

1　乳：在乳钵中研磨。
2　却：原误作"恰"。据《证类本草》卷十三"紫铆骐驎竭"条引《日华子》改。

夫此固有破滞之功,无瘴病而食之者,宁不损元气乎？乃有关门延寇之患,人所不知。《经》曰：邪之所凑,其气必虚。

生海南、向日者,名槟榔,向阴者名大腹子。形如鸡心,正稳大长不空[1],心中有锦纹者佳。

大腹皮

味辛,气微温。无毒。即向阴槟榔、大腹子之皮也。

主宽膨下气,冷热气攻心腹,大肠[2]壅毒,痰膈醋心。以姜、盐同煎,入疏气药良。健脾开胃,定喘消肿,能治水肿之殷溢。大腹子去膨下气,亦令胃和。

孙真人云：鸩鸟多栖此树。凡使,先以酒洗,仍以乌头汁洗,方入药。今人多不依此制。尝见妇人服之,即下血而死,其可忽诸？

合欢

味甘,气平。无毒。即夜合花也。人家多植庭除,五月间开红白花。

主安五脏,利心志,令人欢乐无忧。久服明目,得诸所欲。有补阴之捷功,长肌肉,续筋骨,而外科未见用之,何也？

又一种,一名合欢皮,考之乃槿树皮,而治肺痈,以收敛其疮口。亦能蠲忿。因其功治效验,原性虽无,宁忍遗弃？附之此,备参考,实非合欢皮也。

枳壳

味苦,性酸,微寒。浮升而微降,阴中阳也。无毒。

主消心下痞塞之痰,泄腹中滞塞之气；推胃中隔宿之食,削腹中连年之积。宽中下气,主结胸、消胀宽膨,逐水调风。攻肠风痔漏,破除癥癖,安胃,可化痰涎,泄肺气,利关节。遍身风疹,长肌肉,利五脏及气刺痛风,走大肠,泄风在皮肤如麻豆苦痒,瘦胎气,主皮毛胸膈之痞,损胸中至高之气。虚弱者勿多用,以其能损真气。若服人参气闷作喘者,用此破之,以泄其气而喘自定。

制法：去穰,滚水泡去酸涩,切,晒干,麦麸拌炒熟,其性而缓,主治暴气、胸膈之气。凡使,陈久者良。

1　正稳大长不空：《证类本草》卷十三"槟榔"条引《图经》作"存坐正稳,心不虚。"供参考。
2　肠：原误作"泻"。据《证类本草》卷十三"大腹"条改。

枳实

味苦、酸,性微寒。沉也,阴也。无毒。

主治胸中之虚痞,逐心下之停水;化日久之稠痰,削年深之坚积。宽中下气,治伤寒结胸,痞满急痛,此胸膈痰。破结气,消宿食,安胃气,胁痛上气,喘逆咳嗽,积聚壅满。主大风在皮肤中行,苦痒。除寒热结气,长肌肉,利五脏,止溏泻,明目,泻痰。能冲墙壁,滑疾泄气之药也。

按:枳壳、枳实,一物也。小则性酷而速,大则性详而缓。故仲景治伤寒仓卒之病,承气汤中用枳实者,皆取去疏通,快泄结实之义。

制法:用滚水泡去酸苦,切,晒干,麦麸拌炒。凡使,形如鹅眼小者,性酷而速至下,主血在心腹之分。陈久者良。

荆沥

味淡,性寒、平,无毒。取法与竹沥同。

主治喉中有痰如物,吐咯不出,咽之不下,痰重者稍重,能食者[1]。与竹沥同用,效速稳当,治痰在皮里膜外及经络中,必佐以姜、韭汁。又治血滞中焦不行者。黄荆子炒焦,治白带。

蔓荆子

味苦、辛,性微寒、平。阳中之阴。无毒。恶乌头、石膏。入足太阳膀胱经。

主治太阳头痛、筋骨间寒热,湿痹拘挛,明目坚齿,利九窍,杀白虫、长虫,又治头风脑痛,目肿耳鸣[2]眼泪,头目昏晕,风邪内作,益气泽肤。与川芎、细辛入补中益气汤,同治血虚头痛如神。

制法:拣净去蒂及白膜,揉碎,用酒浸一伏时,晒干。

郁李仁

味酸、苦。阴中之阳。无毒。一名千金藤,又名唐棣[3]。

---

1 能食者:据文义,此后当有"稍轻"二字。

2 鸣:原误作"明",参《证类本草》卷十二"蔓荆实"条改。

3 唐棣:李时珍认为:"误矣。唐棣乃扶栘,白杨之类。"正确的别名是"常棣"。另,上文千金藤一别名,亦不见前代本草记载。

主治大腹水肿,面目四肢浮肿,利水道及肠中结气,关格不通。破血润燥,滑大肠。

根皮:治齿痛风蛀,杀白虫。

制法:去壳取仁,滚水泡一日夜,手捻去皮,将仁另研如泥,只入丸药。

诃子

味苦、酸,气温。沉而降,阴也。无毒。一名诃梨勒。六棱、黑色、肉厚者良。去核用皮。

主治咳嗽,疗滑泄,止泻痢,下胃脘中食,降痰火,除崩漏,逐冷气,疗奔豚,治肠风下血,心腹胀满,开胸膈结气,消下逆虚烦及涩肠,赤白泄痢可止。咽喉肿痛堪医。又疗肺气因火伤极,以前有收敛降火之功也。其味苦而性急,喜降。《经》曰:肺苦急,急食苦以泻之。谓降而下走也。气实者宜之,若真气虚弱之人,似难轻服。此药虽涩肠,又泻气,盖其味苦涩。

其子未熟时,风飘坠者谓之随风子,尤珍贵,小者亦佳。治嗽疾,咽喉不利,含三枚殊胜。暴泻、初嗽者戒之。

干漆

味辛、酸、平,性温。降也,阳中之阴。无毒。半夏为使。畏鸡子,忌油腻,见蟹则不干。

主削连年深坚之沉积,破日久秘结之瘀血。生则损人肠胃,熟则通月水愆期。去癥,续筋骨,填骨脑髓,杀虫,除心气血痛,治五缓六急、风寒,疗咳嗽,温脾,血痞,通经脉,利小肠,止腰痛,补绝伤,杀蛔虫,血气心痛。

制法:入药捣碎炒用,熟则无毒,生则损胃。

川楝[1]子

味酸、苦,气寒。阴中之阳也。有小毒。入手少阴心经,凡使,取肉去核用。

主治伤寒大热烦狂,杀三虫疥疡,利小便,止下部腹痛及心暴痛,消疝气并膀胱、小肠气。与车前子、大茴香同用,治偏坠。

---

1 楝:原作"练",据《证类本草》卷十四"楝实"条改。

桑寄生

味苦、甘、平。无毒。

主治腰腿、遍身筋骨疼痛，疗内伤风气，痈肿金疮，充肌肤，黑发固齿，长须眉，补漏安胎。又能益血，并治女人崩中不足，怀妊漏血不止，胎前产后诸疾。下乳汁，小儿背强。

其实：明目通神。难得真者，其功力如神。

桑椹：味甘，气寒。无毒。主治消渴，金石发热，补虚生血，黑须发，久服不饥。

桑叶：主除寒热、出汗。汁：解蜈蚣毒。

桑耳：味甘，有毒。黑者主治女子漏下，赤白癥瘕积聚，阴痛，阴阳寒热，无子，疗月水不调。其黄熟陈白者止久泻，益气不饥。其金色者治癖饮积聚，腹痛，金疮。一名桑菌。

桑花：暖，无毒。即桑树上白藓。主健脾涩肠，止鼻红吐血，肠风，崩中带下。用刀削取，微炒入药。

没药

味苦，气平。无毒。生波斯国，是彼处之松脂也。其块大小不一，色黑者佳。

主疗诸恶疮、金疮杖疮，痔漏，跌打损伤，血滞肿痛，疼不可忍，卒下血，目中翳痛及晕，肌肤痛，破血止痛，妇人产后血气痛，破癥结宿血，消肿。能推陈致新，理内伤良，乃疮科散血定痛之良药也。

丁香

味辛，气温。纯阳。无毒。入手太阴肺经、足阳明胃经、足少阴肾经药。

主快脾胃而止吐逆，散风肿而定牙疼。治反胃心腹之冷痛，除呃哕咳逆与奔豚。定霍乱，且消气胀；破痃癖，更治阴疼。暖腰膝，壮元阳，兼消风毒，逐冷痨，杀酒毒，亦扫疳䘌，补胃泻肺，大疗口气病。丹溪云：属火而有金，补泻能走口居上，地气出焉。肺行清令，与脾气相[1] 和。惟有润而甘芳自[2] 适焉。

---

1 相：下原衍“火”字。据《本草衍义补遗》“丁香”条删。

2 芳自：原作“若”，不通。据《本草衍义补遗》“丁香”条改。

以其脾有郁火，溢于肺中，失其清和甘美之意，而浊气上干[1]，此口气病也。以丁香含之，扬汤止沸耳！惟香薷治之甚捷。

丁香长三四分，紫色，中有大如山茱萸者，俗呼为母丁香。颗小为雌，大为雄，方中多用雌者。若用，须去丁，盖以丁能发痈，其根必有毒。旧本云：不入心腹之药，用者慎审之。

沉香

味辛，气温。沉而降，阳也。无毒。

主补肾益精，定霍乱之心痛；调中顺气，止绞痛之心疼。壮元阳而祛恶气，退风肿而治转筋。逐水可安吐泻，散滞风湿难侵。暖腰膝，保和卫气；补五脏，又助命门。疗麻痹骨节不仁，治风湿皮肤痒痛。用之于上，可以至天；使之于下，可以至泉。随使而无所不至也。

凡使，黑色入水沉而中实不空者佳。

檀香

味辛，气热。阳中微阴。无毒。入手太阴肺经、足少阴肾经、足阳明胃经药。

主定霍乱兼心气之疼，止呕吐连心腹之痛。消风肿、肾气攻心；治中恶、鬼忤邪气。使胃气上升，进食调气，杀诸虫，能引清香之气上行。

苏合香

味甘，气温。无毒。从西域而来，乃煎煮诸香之汁也。其色赤黄。

主辟恶气，杀鬼精，中风中气；治温疟，消蛊毒，疗心疼痛。去三虫，止霍乱吐泻，治痫痓，令人不为梦魇。又治痰厥，口噤不省人事。

乳香

味辛、苦，气温。纯阳。无毒。入丸散，微炒用。

主治：煎膏而生肌止痛，入药而散肿驱风。去恶气而治心腹之疼，活血气而定经络之痛。瘾疹疡毒能消，中风口噤可疗。补肾且能通耳，调气又可催

1　干：原误作"下"。据《本草衍义补遗》"丁香"条改。

生。诸疮及跌扑伤损，非此而痛不能止。

龙脑香

味辛、苦，气微寒。一曰温平。阳也。无毒。出波律国。形似白松脂，梅花瓣者佳。如雀屎者不美。合糯米、灯心收，不散香，即冰片也。有真有假，试取一粒放炭火上，即如水杀火者佳。

主治心腹邪气，风湿积聚，耳聋，明目，去目中翳，通利关膈热塞，喉痹，时疾心烦狂燥，发豌痘疹，下痔疮，入肾治骨病。大人小儿风涎壅闭及暴惊热，治诸疮，生肌收口止痛。

辛夷[1]

味辛，气温。无毒。川芎为使。恶五石脂，畏菖蒲、蒲黄、黄连、石膏。不去心毛，射人肺，令人嗽不止。

主治脑漏，面肿引齿，祛头风，脑痛，面䵟，温中解肌，利窍，通鼻塞涕出，头眩如立舟船[2]之上。生须发，去白虫，除五脏及身体寒热。久服下气明目，亦可作膏。

茶茗

气微寒，无毒。谷雨节前采者为茶，味甘苦；节后采者为茗，味苦。入手厥阴包络，足厥阴肝经。

主治痰热消渴，下气消食，清头目，利小便，令人少睡。中风昏愦[3]，多睡不醒人宜用。但多用久用令人瘦，去人脂。《茶饮序》云：释滞消壅，一日之利暂佳；瘠气侵精，终身之累斯大。

紫葳

味酸，性微寒，无毒。《诗》"苕之华，芸之黄"矣，即凌霄花也。延蔓附物而生，虽荣不久。

1　夷：原作"蓑"，据《证类本草》卷十二"辛夷"条改。
2　船：原作"舡"。同"船"，据改。
3　愦：原作"溃"，据文义改。

主治妇人产乳余疾，崩中带下，癥瘕血闭不通，寒热羸瘦，养胎，治血痛之要药。且补阴甚捷，盖有守而能独行。又疗酒齇热毒风刺痛。妇人闻其气不孕，然女科方药中又多用之。

雷丸

为君。味苦、咸，气寒。有小毒。荔实、厚朴为使。恶葛根。赤者杀人。

主杀三虫，逐毒气胃中热，利丈夫，不利女子。作摩膏，除小儿百病，去皮中结热积，杀蛊毒，寸白虫自出不止。久服令人阴痿。

制法：凡使，去皮，甘草汤或米醋浸一日夜，切片用。

五倍[1]子

味苦、酸，气平。无毒。一名文蛤，又名百虫仓。在处有之。

主治齿宣疳䘌，肺脏风毒，流溢皮肤，作风湿癣疮、瘙痒脓水，五痔下血不止，小儿面鼻疳疮。为末，掺口疮效。煎澄洗眼，去热风湿痒肿痛。佐他[2]药治顽痰有效，并止夜分多嗽，解诸热毒及肠虚泻痢。治脱肛，为末，抵而上之。又能傅痔漏，盖其有收敛之功也。噙口中，善豁顽痰。

木鳖子

味甘，气温。无毒。其藤生叶，花有五状，青色面光[3]，花黄。其子似栝蒌而极大，生青熟红，肉上有刺。其核似鳖，故以名之。

主治折伤，消结肿恶疮，生肌止腰痛。除粉刺黚黮，妇人乳痈，肛门肿痛。醋磨消酒毒。

蜜蒙花

味甘，气平。无毒。一名水锦花。

主治青盲肤翳[4]，赤涩多泪，消目中赤脉，小儿麸豆及疳气攻眼。

---

1 倍：原作"棓"，据《证类本草》卷十三"五倍子"条改。
2 他：原作"佗"。同"他"，据改。
3 其藤……面光：引文有失原意。《证类本草》卷十四"木鳖子"条引《开宝》作："藤生叶，有五花，状如署预叶，青色面光。"
4 翳：《证类本草》卷十三"蜜蒙花"条作"瞖"。

制法：凡使，酒浸一宿，摝[1]起晒干，用蜜拌蒸，再晒干用。

天竺黄

味甘，气寒。无毒。此竹内所生，如黄土著竹成片者。

主治小儿惊风，天吊客忤，痰壅失音，镇心明目，去诸风热，疗金疮，止血，滋养五脏。小儿药最宜，和缓故也。

榆皮

味甘，性滑，气平。无毒。

主通大小便，利水道而消浮肿。治小儿百癞，下胎，除邪气胀，胃中邪热。性滑，能通利。久服不饥，其实尤良。

花：主治小儿痫，小便不利，伤热。并勿令中湿，湿则伤人。

楮实子

味甘，气寒。无毒。处处有之。楮皮树所生，结子，采实阴干用。

主补虚明目，益气强阴。谓阴痿不起也。消水肿。

叶：洗疹风。小儿身热，食不生肌，可作汤浴。又疗恶疮，生肉。

皮：主逐水，利小便。

茎：治瘾疹痒，单煮洗浴。

皮间白汁：生涂疥癣。

制法：将水搅旋，投水，浮者去之，然后晒干，酒蒸，焙干用。

五加皮

味辛、苦，气温。无毒。畏蛇皮、玄参。其树乃白楸也，五叶者良。

主治心腹疝痛，益神，坚筋骨，舒筋展痹。疗风寒湿痹，男子阴痿囊湿，小便遗沥，疽疮；女人阴痒、阴蚀，腰脊痛，脚痹痛风，膝软五缓。又治多年瘀血在皮肌，益精长志。酿治饮，治风痹、四肢挛急。小儿幼不能行履，服之良。

---

1 摝：音禄（lù）。捞取。

金樱子

味酸、涩，气温、平。无毒。

主涩遗精，养阴益肾，调和五脏，疗脾泻下痢，止小便。方术多用之以涩精气。又采捣熬膏，服之轻身耐老。沈存中云：止遗泄，取其温涩。须于十月熟时采，否则令人反利。丹溪云：属土而有金与水，经络隧道以通畅为和平，昧者取涩性为快，遂煎熬而食之，自不作靖，咎将谁归？雷公云：林檎、向里子名金樱，名同而物异，即今刺梨子是也。形似榅桲而小，色黄有刺，花白，处处有之。

秦皮

味苦，性寒。沉也，阴也。无毒。大戟为使，恶吴茱萸。

主治风寒邪合湿成痹，青白色，洗洗寒气，除热，目中幻翳，白膜遮睛，男子少精，妇人崩中、带下，小儿风热，惊痫身热。可作汤，洗眼磨昏。久服皮肤光泽，肥大有子。

秦椒

味辛，气温。生温、熟寒。有毒。恶栝蒌、防葵，畏雄黄。

主攻痛而治风，能通喉而明目。除风邪寒湿之痹，疗吐逆疝瘕之病。可温中而坚齿长发，利五脏而悦色壮颜，去老血而疗产后腹痛、出汗等疾。有下达之能。其子名椒目，止行渗道，不行谷道。世人服椒者，无不被其毒。服久则火自水中起，谁能御之？能下水肿湿。

胡桐泪

味咸、苦，大寒。无毒。形似黄矾而坚实，得水便消如消石。

主治心腹烦满大毒热，水和服之取吐。杀风牙虫，膨停胀满。又治牛马急黄黑汗，水研二三两，灌之即起走。又为金银焊药。

墨

味辛，无毒。上品好者入药，粗臭者皆不堪用。松烟为之者。

主止血，生肌肤，合金疮，及产后血晕，崩中，卒下血，醋磨服之。又疗眯目[1] 物芒入目，磨点瞳人上。又止血痢及小儿客忤，捣筛温水服。鄜延界内有石油，燃之烟甚浓，其煤可作墨，墨光如漆，松烟不及。其文识曰：延川石液者，是不可入药。附此以别之。

安息香

味苦，气平。无毒。出西戎，形似松脂，黄黑色，为块，新者亦柔韧。

主辟恶气，止心腹之疼，杀鬼怪及蛊毒之患，祛邪出虫，除胶肾[2]，疗遗精。

仙人杖

味咸，气平。无毒。此是笋欲成竹时立死者，黑如漆，五六月采收之。苦桂竹多生此。

主疗哕气呕逆，辟痁，小儿吐乳，大人吐食，并水煮服。小儿惊痫及夜啼，安身伴睡良。又治痔病，烧为末，水调方寸匕服。

海桐皮

味苦，气平。无毒。出南海以南山谷，似梓桐白皮。

主治霍乱中恶，赤白久痢，除疳𧏾疥癣虫风，祛痹痛风，齿痛虫牙，并含服效。水浸洗目，除肤赤。作绳索，入水不烂。

石楠

味辛、苦、平。有毒。五加皮为使。

主养肾气，补内伤阴痿，除风热，利筋骨、皮毛，疗脚弱与气之拘挛，逐五脏中之邪气。女子不可久服，令思男。

实：杀蛊毒，破积聚，逐风痹。一名鬼目。四月采实，阴干。

樗木皮

即臭椿根。其性凉而能涩血。樗木臭疏，椿木臭实。其樗用根、叶、荚，

1　昧目：原误作"昧日"。据《证类本草》卷十三"墨"条改。

2　除胶肾：《证类本草》卷十三"安息香"条引《海药》作"暖肾"。供参。

故曰未见椿上有荚,惟樗木上有荚,以此为异。

又有樗鸡,名凤眼草[1]。故知命名不言椿鸡、而言樗鸡者,以见有鸡者为樗,无鸡者为椿,其义明矣。

棕榈子

味平,无毒。

主涩肠,止泻痢肠风,崩中带下及养血。

皮:疗鼻红、吐血,破癥,崩中带下,肠风,赤白痢。入药烧灰存性,不可绝过。

根:治崩中止血,和酒煮服。

卫矛

味苦,气寒。无毒。一名鬼箭。与石茆根头相似,只是叶不同,味各别,采来只用箭头。

主疗女子崩中下血,腹满汗出,除鬼疰蛊毒,中恶腹痛,去白虫,消皮肤风毒肿,令阴中解[2]。

制法:拭去上赤毛,用酥缓炒过用之,每一两,酥一分,酥尽为度。

黄药根

味苦,气平。无毒。

主治诸恶肿疮瘘,喉闭,蛇犬咬毒,取根研服之,或含、或涂,并效。藤生高三四尺,茎似小桑,生岭南邕州。

白杨皮

味苦,无毒。即白杨树之皮也。

主治毒气,脚气肿,四肢缓弱不随,气遍易[3]在皮肤中,痰癖等疾,酒渍服之。

---

1 凤眼草:乃椿荚别名。此书误作樗鸡(昆虫)的别名。

2 解:原误作"鲜"。据《证类本草》卷十三"卫矛"条改。

3 气遍易:义不明。《证类本草》卷十四"白杨皮"条作"毒气游易"。游易,即游弋。义长。

制法：凡使，用铜刀刮去粗皮，入木甑蒸，从巳至未分，取出，布袋装，挂于屋东，吹干用。

桄榔子

味苦，平。无毒。

主治宿血。其木似栟榈，硬。斫其内有面，大者至数斛，食之不饥。其皮可作绠。生岭南。栟榈，一名棕榈。千岁不烂，昔有人开冢得之，索已生根，此木类。岭南有虎散[1]、桄榔、冬叶、蒲葵、椰子、槟榔、多罗等，皆相似，各有所用[2]。

莽草

味辛、苦，气温。有毒。一名葞，一名春草。

主治头风痈肿，疝痛疝瘕，除结气，疥瘙，杀虫鱼，疗喉痹不通，乳难，头风痒。可令沐，勿令入眼。

制法：用生甘草并水蓼拌蒸，晒干。

芫花

味辛、苦，温，气微温。有小毒。

主治咳逆上气，喉鸣喘，咽肿短气，蛊毒鬼疟，疝瘕痈肿。杀鱼蛊[3]。消胸中痰水，喜唾，水肿。

牡荆实

味苦，气温。无毒。防风为使。恶石膏。

主除骨间寒热，通利胃气，止咳逆下气。得柏木实、青葙子，疗头风。

芜荑

味辛，平。无毒。一名无姑。

1　散：原脱。据《证类本草》卷十四"栟榈木皮"条补。

2　千岁不烂……各有所用：据《证类本草》卷十四，此为"栟榈木"之文，误置芫花条末。今予调整，并纠其脱、误。

3　杀鱼蛊：《证类本草》引《本经》作"杀虫鱼"。

主治五内邪气，散皮[1]肤骨节中淫淫温行毒，去三虫，化食，逐寸白虫，散肠中嗢嗢喘息。

虎杖根

微温。一名苦杖。

主通利月水，破留结。生湿地上，高丈余，茎上有赤点。八月采，日干。

蕤仁

味甘、温，气微寒。无毒。

主疗心腹邪结气，明目，目赤，痛伤泪出，目肿眦[2]烂，齆鼻[3]，破心下结痰痞气。

制法：汤浸，去皮、尖，作两片，用木通草七两，芒硝一两，同和蕤仁四两煮一伏时，漉出，仁研成膏，任加减入药。

枫香脂

味辛、苦，平。无毒。一名白胶香。其菌食之，令人笑不休，以地浆解之。

主治瘾疹风痒，浮肿齿痛。其皮味辛，平。有小毒。主治水肿下气，煮汁用之。所在大山皆有，五月斫树，下月采脂。

降真香

味苦，平。无毒。出黔南。伴和诸香烧烟直上天，召鹤得盘旋于上。又云：小儿带能辟邪恶之气，故附之。

柳花

味甘，寒。无毒。一名柳絮。

主治风水黄疸[4]，去面热，黑痂疥、恶疮、金疮。

---

1 皮：原脱。据《证类本草》卷十三“芜荑”条补。

2 眦：原误作“眥”。据《证类本草》卷十二“蕤核”条改。

3 鼻：原脱。据《证类本草》卷十二“蕤核”条补。

4 疸：原作“疽”。据《证类本草》卷十四“柳华”条改。

叶：主治恶疥，痂疮，煎洗马疥立愈。又疗心腹内血，止痛。

实：主溃痈，逐脓血。子汁疗渴。

钓藤

味甘，平，微寒。无毒。

主治小儿寒热，十二[1]惊痫。

没石子

味苦，气温。无毒。即无食子。出西番，中有窍者良。

主疗泄泻止痢，生肌，治阴疮，阴汗。又染须发，能令乌黑。

山茶花

以童便和姜汁酒服，治火在血上，错经妄行，又治衄血。

菜部第三　计二十二味[2]

生姜

味辛，性温。阳也。无毒。秦椒为使。杀半夏毒。恶黄耆。

或谓夜不宜食，以其辛温发散之故。夜本气静宜收敛，食之反发散其气，是违天道，若有病则不拘。

主制半夏，有解毒之功；佐大枣，有厚肠之妙。温散表邪之风，益气，止胃翻之哕，大能发散，止痰嗽，呕吐恶心，有痰、有热、有虚，皆可用之为主。治伤寒头痛，鼻塞，咳逆上气，去臭气，止咳嗽，化痰涎，用之以其能行阳而散气也。若破血调中，去冷除痰开胃，须去皮则性热，若留皮其性冷也。

干姜

味辛、温，大热，生则味辛，炮则味苦。可升可降，阳也。无毒。取生姜汁淹三日，去皮，剉片，晒干，置瓷瓶中。

1　二：此后原衍"肿"字。据《证类本草》卷十四"钓藤"条删。

2　计二十二味：原无，据目录补。

其性生则逐寒邪而发表，炮则除胃冷而守中。治霍乱心疼，胸满咳逆上气，温中止血，出汗，逐风寒湿痹，肠澼下痢，寒冷腹痛，风邪胀满，去皮肤间结气。辛热以涤中寒。炒黑味苦，敛肺气下降，使阴血生，且能兼制。又养血，治阴虚内热及发虚热，产后大热，能利肺中气。入肝分，引血药生血，须与补阴药同用。炒黑成灰，取其不走，吐红不止用。干姜炮为末，再炒黑，童便调服，从治也。

紫苏

味辛，性温。无毒。叶下紫色而气香者佳。

主下气散寒，消痰定喘，解肌发表，止嗽宽膨，定霍乱呕吐，除感冒风寒，开胃下食。又治心腹胀满，咳逆润心肺，安和胎气逆逼上心，疗风气上攻头痛，理腰脚中湿，能解蟹毒膨胀，又散结气调中，宽喘急，止嗽，利大小便。

子：能下气，亦治风气头痛，炒过用。

荆芥

味苦、辛，气温。浮而升，阳也。无毒。一名假苏。

主清头目而止便血，疏风散疮之肿，疗伤寒而能发汗除劳，解热之邪。疗肿、风肿可消，风晕、血晕可止。鼠瘘瘰疬及疮痒瘀血湿痹，并结气贼风风癫，口眼㖞邪，肿毒，头风眩晕。妇人产后昏迷中风，酒和服。止鼻衄，醋调敷。能通利血脉，传送五脏。动渴疾，治风疹冷气，与薄荷是治头痛之本药，惟止左边偏头痛，当审而加之。与四物同用，止妇人崩中及月水不止，神效，女人血风要药也。

凡使，取花实成穗者，日干用。

薄荷

味辛，性凉。浮而升，阴中之阳。无毒。入手太阴肺、手厥阴包络。

主清六阳之会首，除诸热之风邪，消风散肿。治风气头疼，发散伤寒，宽中下气，宿食不消，心腹胀满，止霍乱，治贼风，并伤寒头脑风，去高巅及皮肤风热，能发汗，通关节，辟恶气，解骨蒸劳热，清咽喉，及小儿伤寒，并风涎惊痫壮热。乃上行之药，能引诸药入荣卫。大病后勿食，令人虚汗不止。大能解劳。

茎：性燥。

萝卜子

味辛、甘，气温平。无毒。一名莱菔子。炒研用。

主治哮喘咳嗽、膨胀下气，制面消食，有推墙倒壁之力。水研服，能吐风痰；醋调涂，能消肿毒；蒸熟为丸，能治因厚味发哮喘。萝卜煮、煨熟食之，能消食下气，去痰癖，肥健人。生食败血，捣汁止渴及疗口疮。多食停滞胸膈，成溢饮病，以其甘多辛少也。又治肺痿吐血。《衍义》云：散气用生姜，下气用莱菔，久服涩荣卫，令人发蚤[1]白。

白芥子

味辛，气温，无毒。凡使，炒研用。

主治痰在胁下及在皮里膜外，非此不能达。又疗上气，并胸膈有痰、有冷，面黄痓气。又辛能发汗。

葱

味辛，气温。无毒。入手太阴肺经，足阳明胃经。

主治伤寒头痛如破，疗伤寒骨肉周痛，治中风面目[2]肿胀，令小便关节俱通。利五脏而杀百药之毒，除喉闭咳寒之痹。

凡使，连须叶，安胎；去叶用白留须，除伤寒寒热，退散肝经之邪气，益目之睛光；同麻黄发太阳膀胱风邪，头痛腰脊强，又能安中出汗。忌烧熟同蜜食，杀人。

汁：治溺血，解藜芦毒，勿多食，令人神昏。正月莫食生葱，发面上游风。

实：主明目，补中不足。

鸡苏

味辛，气微温。无毒。一名水苏。

1　蚤：通"早"。
2　目：原误作"日"。据《证类本草》卷二十八"葱实"条改。

主下气杀谷，消饮食，辟口臭，去毒，辟恶气，吐血、衄血、崩中。生九月，生池泽中。

韭

味辛，气温。无毒。

主治中风失音，心脾痛，下膈间瘀血，胸膈结气及中恶腹胀。归心，安五脏，除胃中热，补肾益元阳，温中下气。

子：味辛，微酸。治梦遗精滑及白浊，助阳道，暖腰膝。

根：主养发。丹溪云：治膈中瘀血，捣汁呷之甚效。性急，能充肝[1]气，多食则神昏。若未出粪土韭黄，最不宜食，令滞气。盖含噎郁不和之气。故孔子曰：不时不食。正谓此耳。又韭花食之动风。

生研。冬月用根捣取汁。不可与蜜同食。

瓜蒂

味苦，气寒。有毒。即甜瓜蒂也。

主治下水，身面四肢浮肿，杀蛊毒，除咳逆上气，及食诸果，病在胸腹中；并风痫，喉风痰涎，暴塞中脘，停痰，皆吐下之。去鼻中息肉，疗黄疸[2]，吹鼻中出黄水，除偏头疼，效。

香薷

味辛，气微温。无毒。

主治霍乱腹中吐泻，下气，除烦热，调中温胃，辟口臭，大解伤暑气，利小便，散水肿。俱作汤服，消水胀甚捷，有彻上彻下之功。肺得之则清化而水自下，用大叶者浓煎成膏丸而服之。本草言，治霍乱不可阙也。

冬葵子

味甘，气寒。无毒。葵合鲤鱼食，能害人。

主治五脏六腑寒热羸瘦，利小便，疗妇人乳难内闭。黄蜀葵花不拘多少，

1　充肝：原误作"克汗"。据《本草衍义补遗》"韭"条改。

2　疸：原误作"胆"。据《证类本草》卷二十七"瓜蒂"条改。

焙干为末，用二钱，滚白汤调下，催生如神。或有漏血，胎脏干涩，难产痛剧者，并进三服，良久腹中气宽胎滑，即时产下。如无花，只用葵子研小半合，以老酒、童便调服，尤妙。此神圣之功，救人无量。胎不下者，同红花、苏木，酒煎服即下。又治打扑伤损及小便淋沥，恶疮脓水久不收，干傅之良。

叶：主杀人[1]。

葵根：味甘，寒。无毒。主治恶疮，小便淋沥。解蜀椒毒。

苋实

味甘，性寒，无毒。

主治青盲白翳，明目，除邪，利大小便，杀虫。久服益气力，本草分六种，皆下血而入血分善走。红苋与马齿苋同服，下胎效速。临产煮食，易产，其性寒滑故也。

白冬瓜

味甘，性微寒。无毒。性走而急，久病与阴虚之人忌之。

主醒脾止渴，当为饮食之资。解燥除烦、通小便之剂，散痈逐水，腹胀能消。九月勿食被霜瓜，食之令人反胃。

甜瓜

味甘，性寒。有毒。

主止渴而除烦热，散滞而达三焦。利小便，疗口鼻疮。多食令人阴中湿痒生疮，动宿冷病，发虚热，破腹羸弱，手足无力。

叶：捣汁涂头，令人发生。凡患脚气者勿食，主永不除瘥。五月甜瓜沉水者杀人。若多食，发黄疸。病人食之，解药力。两蒂者杀人。

苦瓠

味苦，性寒。有毒。

主治面目四肢浮肿，下水，令人吐。患腰脚气肿及虚肿者，食之永不瘥。

1　叶主杀人：此前本草无此记载。《证类本草》卷二十七"冬葵子"条引《别录》有："叶为百菜主，其心伤人"之说。

水芹

味甘,气平。无毒。

主治女子赤沃,止血,养精,保血脉,益气,令人肥健,嗜食。

马齿苋

味酸,气寒。无毒。凡使勿用叶大者,不是,其中无水银[1]。子能明目,仙经用之。

主治目盲白翳,利大小便,去寒热,止渴,杀诸虫,破癥结痈疮。和梳垢封疗肿。烧灰,和陈醋渣,先灸疗肿,后封之,其根即出。

生捣汁服,能利下恶物,去白虫。煎为膏,涂疮。

茄

味甘,性寒。无毒。一名落苏。损人,动气发疮及痼疾。久患虚冷人勿多食。

根及枯茎叶:治冻脚疮,煎,渍之良。又入膏药。

薤

味辛,温。无毒。

主治金疮,除寒热,去水气,温中散结,利病人。诸疮中风寒水肿,以涂之。

葫

味辛,温。有毒。即大蒜也。

主散痈肿䘌疮,除风邪,杀毒气。独子者尤佳。归五脏。久食伤人损目。能辟厉气。食多白发,大伤肝气,令人面无颜色。性热喜散,善化肉,故人喜食。多用于暑月。其伤脾、伤气之祸[2],积久自有[3]。化肉之功,不足言也。有志养生者,宜自知之。

---

1 勿用……水银:此说来自《证类本草》卷二十九“马齿苋”条引“雷公云”,然马齿苋节间含水银一说不确。

2 祸:原脱。据《本草衍义补遗》“大蒜”条补。

3 有:《本草衍义补遗》“大蒜”条原作“见”,义长。

果部第四 计三十一味[1]

橘皮

味辛，气温。可升可降，阴中之阳也。无毒。陈久者良。留白者补胃和中，去白者消痰泄气。

主导逆气，定呕吐，逐停水，通五淋，开胃宽中下气，健脾化食，散寒邪，消水谷，利胸中痰热，止霍乱吐泻，定咳嗽痰壅。同白术用则补脾胃，单用、多用则损脾胃；有甘草则补脾，无则泻脾。

刮去白为橘红，消痰泄肺，理胸中之气，止嗽，又能助阳气上升及助诸甘辛为用。去穰留白者，和诸药，升阳助胃导气而益元气。久服去臭气。

橘核仁：治腰疼疝气。炒为末，酒调服，治肾痈腰疼，膀胱气痛。

青皮

味苦、辛、酸，性寒。沉也，阴中之阳也。无毒。入足少阳胆经，足厥阴肝经引经药。

主破滞气，愈低而愈效；削坚积，愈下而愈良。引诸药至厥阴之分，下饮食入太阴之仓。快膈除膨，利脾之剂。伤肝怒气，胁痛之癖。疗少腹，乃厥阴之痛；疏肝气，入少阳之经。陈皮治高，青皮治低。虚弱人少用。嗽而胁痛，同众药以疏肝气。人多怒，而胁下有郁气积，故肋稍痛，是乃肝胆二经之药，能泄滞气以止其痛。二经气不足者，先当补，少加青皮可也。消疝气，又能消茎中之坚块，宜佐以散风之药，研末服之。此药不宜多服，多服则损人真气。

凡使，醋煮，炒干用。

山查

味甘，气平。无毒。

主化宿滞，能行结气，健脾胃，破积消痰。消食，进饮食，又消食积之痰，益小儿，摧疮痛。治产妇儿枕痛极，浓煎，入砂糖调服，立效。

---

1 计三十一味：原无，据目录补。

莲子

味甘，气寒。无毒。去心生食，微动[1]气。煮熟食之良，多食令人喜。

主定腰痛，止泄精，补中益气力，养神安心，醒脾止痢，止渴，除百病。

心：治血渴疾，清心去热。产后作渴，煎服效。

莲花蕊：镇心固精，轻身益气。

藕

味甘，气寒。无毒。

主治热毒，口渴烦闷，解酒毒，消瘀血，破产后血闷。捣罨金疮、热伤，散血止痛，生肌。蒸熟食，开胃，补五脏。

节：捣汁，止吐、衄、呕、咯、唾血病。

鸡头子

味甘，气平。无毒。一名芡实。

主补肾益精，治白浊，轻身长志，止腰脊膝痛，补中治湿痹，除暴疾，令人耳目聪明，耐老不饥。同金樱子煎服，最补益人。

凡使，去壳用。

覆盆子

味甘，气平，微热。无毒。

主治男子肾虚精竭，阴痿不起，女人食之有子，益气轻身，令人发不白。五月采。

凡使，用东流水淘去黄叶并皮、蒂尽净，酒蒸一宿，再以东流水淘二次，晒干用。

大枣

味甘，平，性温。阳也。无毒。杀乌头毒，与生葱相刑，不宜同食。入药去核。

1　动：原误作"痛"。据《证类本草》卷二十三"藕茎实"条引"孟诜云"改。

主助脉强神，大和脾胃，养脾开胃，助药成功。治心腹之邪，安中，助十二经脉，能通九窍，补气添津，益身强力，除烦闷，疗心悬，定大惊，补不足。若心下痞满及呕吐者勿食服。齿唇有疾忌之。

桃仁

味苦、甘，性平。沉而降，阴中阳也。无毒。入手阳明大肠、足太阳膀胱、足厥阴肝经药。

主润大肠血秘之便难，破大肠久蓄之血结。治腰疼，通经脉，破癥结，疗疝气，止膀胱气痛。治大肠破血，通用不缺。以其苦以泄滞血，甘以生新血，故凝血须用。又去血中之坚积，及通月经，老人虚秘，杀小虫，除脏瘕邪气，并卒暴击血，止经行时滞血作痛，逐皮肤血热燥痒，咳逆上气，消心下坚，治痢下坠异常，中有紫血而又痛者，此为死血。细研，与滑石行之。

桃花：味苦，气平。无毒。主治鬼疰，除水气，破石淋，利大小便，令人好颜色，下三虫。三月三日采，阴干。千叶[1]者不用，能令人鼻衄不止及目黄。

黄桃枭[2]：微温。主杀百鬼精物，疗中恶腹痛，辟怪魅五毒不祥，一名桃奴，又名枭景，是实着树不落实中者。正月采之。

桃毛：主下血瘕，寒热积聚，无子、带下诸疾，破坚闭乱，取毛用之。

桃蠹：杀鬼邪恶不祥。食桃树之虫也。

茎白皮：味苦、辛。无毒。除邪鬼中恶腹痛，去胃中热。

叶：味同。主治尸虫出疮中。

虫胶：炼之，主保中不饥，耐风寒。

实：味酸，多食令人有热及伤胃。

杏仁

味苦、甘，性温。可升可降，阳也。有毒。恶黄芩、黄耆、葛根。解锡[3]毒。双仁者勿用，能杀人，并毒狗。

1　千叶：花重瓣。
2　枭：原误作"凫"。据《证类本草》卷二十三"桃核人"条改。
3　锡：原误作"汤"。据《证类本草》卷二十三"杏核人"条改。

主利胸中逆气之喘促，润大肠气闭之便难。润肺治[1]咳而清音，止嗽通肠而利气。疗产乳金疮，惊痫，咳逆上气，腹响如雷鸣，喉痹，腹痹，心下寒及烦热、奔豚风气。治时行头痛，解肌，消心下急，杀狗毒，润燥，消宿食，细研用之。其性热，因寒者可用。

其杏实，不可多食，能伤筋骨。散肺气风热。将仁烧令烟未尽，研如泥，裹纳女人阴中，治虫䘌。

宣木瓜

味酸，气温。无毒。入手太阴肺，足太阴脾，足厥阴肝经。皮薄微赤黄，香、甘、酸、不涩者佳。

主治脚气之水肿，治霍乱之转筋；疗大吐之不止，利湿痹之难伸。止冷热之痢，定心腹之疼。最能消肿止渴，亦可壮骨强筋助血，且降痰唾，专理脚气攻心。入肝经，又补肾腰、膝、足之无力。调荣卫，助谷气，导湿除邪。气脱能收，气滞能和，治腰脚不可缺也。

凡使，勿犯铁器，用铜刀刮去粗皮。

乌梅

味酸，气平。阳也。无毒。反黄精，不可并食。

主治便血疟痢及久嗽久痢，化痰下气，止渴调中，疗骨蒸劳热，吐蛔虫，生津液，除烦满邪热，收肺气，涩肠止泄，祛疟，补虚劳，安心，消酒毒，偏枯麻痹不仁，去黑黯。烧灰研末，傅一切恶疮，出恶肉立尽。

梨

味甘，微酸，气寒。无毒。

主治心烦，肺热咳嗽，消渴，降痰，除客热。梨者利也，能流利下行，消酒。多食令人寒中。若乳妇、金疮忌之，血虚人宜少用。

沙糖

味甘，气寒。无毒。与鲫鱼同食生疳虫，与葵菜同食生流澼。与竹笋同

1　治：原误作"活"。据《证类本草》卷二十三"杏核人"条改。

食，不消化成癥。

主治心腹大肠热，和中助脾。小儿多食损齿，发疳䘌、蛲虫。甘能生湿，湿生火也。中满、呕家不宜用，以其甘故也。

胡桃

味甘，气温。无毒。即核桃也。凡使，去壳、皮用。

主治腰痛，补下元，润肌黑发，令人肥健。取瓤烧令黑，未断烟，和松脂研傅瘰疬疮。又和胡粉为泥，拔白须发，以塞孔中，复生黑者。多食利小便，动风，生痰，能脱人眉，伤肺，去五痔。

外青皮[1]：厚染髭及帛皆黑。其树皮上水，可染褐。仙方[2]取青皮压油，和詹糖香涂毛发，色如漆。生北地，云张骞从西域将来。其树春斫，皮中出水，取汁沐头发至黑。其肉煮浆粥，下石淋良。

荔枝核

味甘，气平。无毒。凡使，炒过为末用良。

主治心痛，小肠气，阴囊湿，疝气，能散无形质之滞气，故消瘤赘赤肿。

其肉止渴，益人颜色。生岭南及巴闽。其果熟，百鸟食之皆肥。

葡萄

味甘，平。无毒。

主治筋骨湿痹，益气倍力，强志，令人肥健，耐饥，忍风寒。可作酒，逐水利小便。生陇西山谷，七八月取。东南人食之多病热，西北人食之无恙。盖性能下走渗道，西北气厚，人之禀亦厚，故无恙。其苗即木通[3]。

栗子

味咸，气温。无毒。

1　皮：原脱。据《证类本草》卷二十三"胡桃"条补。
2　方：原脱。据《证类本草》卷二十三"胡桃"条补。
3　其苗即木通：据《证类本草》卷二十三"葡萄"条引《图经》云："故俗呼其苗为木通，逐水利小肠尤佳。"此俗呼为"木通"，并非现今作为利尿通淋药通用的木通。

主益气，厚肠胃，补肾气，令人耐饥。《衍义》云：生者难化，熟者滞气，膈食生虫。所谓补肾者，以其味咸也。

芰实

味甘，气平。无毒。一名菱。

主安中，补五脏。顿食多则伤胃。

橙子皮

味苦、辛，气温。无毒。

主散肠胃之恶气，逐脾胃之浮风。又能消食。其瓤味酸，去恶心。不可多食，伤肝气。其形大于橘，皮厚而皱。

樱桃

味甘，性热。

主调中益气，令人好颜色，美志。性大热而发湿，《日华子》云：令人吐。《衍义》发明其热，能致小儿之病。旧有热病与嗽喘者，食之立病，多至不救。余曾见食多者鼻衄，盆余不止，可不慎戒？《礼记》云：含桃可荐宗庙。又王维诗云：才是寝园春荐后，非干御苑鸟衔残。

柿

味甘，气寒。无毒。

主通耳鼻气，治肠澼不足，止血，止嗽，除腹中宿血。

又干饼：治小儿痢尤佳。

枇杷叶

味辛，气平。无毒。

主治卒啘不止，下气。

凡使，采得后秤，湿者一叶重一两，干者三叶重一两，是气足堪用。粗布拭去毛令尽，用甘草汤浸洗一遍，却用绵再拭干，以酥炙用。

柑子

味甘，大寒，无毒。

主利肠胃中热毒，解丹石，止暴渴，利小便。多食令人脾冷，发痼癖，大肠泄。又有沙柑、青柑、山柑，体性相类，惟山柑皮疗咽喉痛效。余者皮不堪用。

甘蔗

味甘，气平。无毒。

主下气和中，助脾气，推大肠。

安石榴

味甘、酸，气平。无毒。凡使皮、叶、根，勿令犯铁。若使石榴壳，不计干湿，先用浆水[1]浸一宿，至明漉出，其水如黑汁。如用叶、根，亦如此制。病人戒食，其性滞，其汁恶而成痰。榴者留也。

主治咽干燥渴，损人肺，不可多食。

壳：疗下痢，止漏精。

东行根：杀寸白虫。

其花百叶者，主治心热吐衄，干末吹鼻立止。若中蛊毒，以石榴皮煎汁饮之，吐出活物立愈。

杨梅

味酸，气温。无毒。

主去痰，止呕哕，消食下酒。干作屑，临饮酒时服方寸匕，止吐酒。多食令人发热。

林檎

味酸，甘温，不可多食，能发热涩，令人好睡，发冷痰，生疮疖，脉闭不行。其形圆如柰，六七月熟。处处有之。

---

1 水：原误作"浆"。据《证类本草》改。

海松子

味甘，小温。无毒。

主治骨节风，头眩，去死肌，变白，散水气，润五脏，不饥。生新罗，今改暹罗[1]。如小枣，三角，其中仁香美。东夷食之当果，与土松子不同。即今之松子是也。

橄榄

味酸，甘温。无毒。

主消酒，疗鳆鲐毒。人误食此鱼肝、迷闷者，可煮汁饮之，必解。其木楫拨着鱼皆浮出，故知物有相制[2]如此也。

核中仁：研傅唇吻燥痛。《日华子》：开胃下气，止泻。多食致上壅。

乌芋

即经中凫茨。其凫喜食之。俗名荸脐。皮黑、肉白，能下石淋，又能辟蛊。将江南所产大者切片晒为末，常随身，每以白汤调四钱已。传闻下蛊之家，有此物，便不敢使其术矣。

米谷部第五　计二十一味[3]

胡麻

味甘，气平。无毒。有四种相似，皆称胡麻，误也。八棱者，两头尖，紫色，黑及乌油麻俱非。其巨胜有七棱，其色赤，味涩淡，乃真。一名巨胜，一名狗虱，一名方茎。又名青蘘，是其苗也。

主补伤中虚羸，安五脏，益气力，长肌肉，填脑髓，坚筋骨，疗金疮止痛，及伤寒温疟大吐后，虚热羸困。消风毒疮疡，久服明耳目。作油微寒，利大肠，胞衣不落。生者摩疮肿，涂生秃发。

制法：先以水淘，浮者去之，沉者摅出，令干，以酒拌蒸，从巳至亥，晒干。

---

1 今改暹罗：古本草无暹罗产海松子记载，恐是误传。
2 制：原脱，义不明。据《证类本草》卷二十三"橄榄"条补。
3 计二十一味：原无，据目录补。

臼中杵去粗皮，拌小豆，相对同炒。候豆熟，去豆用之，上仍有皮，力在壳。

粳米

味甘，气平。无毒。入手大阴肺经、手少阴胞[1]。

主止烦渴、泄，益气力，平和五脏，补益胃气，其功莫可及。与鸡头实[2]相合，煮粥食之，益精强志，聪耳明目。

陈仓米：味酸，气温。无毒。止烦渴，下气开胃，消食止泄，补五脏，涩肠胃。

粟米

味咸，微寒。无毒。

主去脾胃中热，益气，养肾气。陈者味苦，亦主治胃热消渴，利小便，止痢，能实胃。

麦蘖

味咸、甘，气温。无毒。

主消宿食停滞，胸膈胀满，破癥结冷气，补脾开胃，消痰，理霍乱，宽肠下气，催生产、落胎儿。亦行上焦，滞血及腹中鸣者宜用。又治产后秘结，膨胀不通。大麦初熟，人多炒而食之。此等有火，能生热病，人故不知。大麦水浸之，生牙[3]为蘖，伐戊己，腐熟水谷。久服消肾，不可多食，慎之。

制法：凡使，炒过，杵去皮。

薏苡仁

味甘，气微寒。无毒。凡用颗小、色青、咬之黏齿者佳。

主理脚气而除风湿，治痹弱筋急之拘挛。宁肺气，疗肺痈，除筋骨邪气。

仁：利肠胃，下气，消水肿，令人能食。益气，下三虫，治肺痿吐脓血，咳

1　胞：此书言心胞，常省略"心"字，特此说明。

2　鸡头实：头，原误作"豆"。据《证类本草》卷二十三"鸡头实"条引《经验后方》改。

3　牙：通"芽"。

嗽涕唾上气，心胸甲错。凡人寒则筋急，热则筋缩，用之能舒。须倍他药见效，为味淡性缓也。

浮小麦

味甘、咸，气微寒。无毒。

主治大人小儿骨蒸热，止盗汗。沉者味甘，微寒。无毒。主除热，止燥渴咽干，利小便，养肝气，止漏血、唾血。以作曲[1]，温，清谷止痢；以作面，温，不能消热止烦。面热而麸凉故也。麦，心之谷也，心病宜食。煎小麦汤饮之，治暴淋。

神曲

味甘，气温，大暖。纯[2]阳。无毒。陈久者良，孕妇忌。入药须炒过令香。六月六日，六神品全[3]者佳。

主治宿食不化，心膈气满，痰逆霍乱，赤白痢下，消水谷，破癥结，去冷气，小儿腹坚大如盘，落胎，下鬼胎，调中下气，开胃消食，使胃气有余，荡胃中滞气，能进食。与山查、麦芽，同治食积痰。性温，入胃养脾。

麸皮面：性凉，俱入大肠，消食积。

红曲：主治血，消食，止赤白痢，下水谷，陈久良。

罂粟壳

味酸、涩，气平。无毒。一云有毒。去筋膜，蜜炒。一名御米谷。

主治久痢，涩肠，能收固气。东垣云：入肾治骨病尤佳。及虚劳久嗽，虽有劫病之功，然暴嗽泄利者戒慎。又云：今人虚劳嗽者，多用止嗽，及肾热泻痢者，用其止痢。治病之功虽急，杀人如剑，深可慎欤。余在都中，见一医以此味治痢，余止之，患者弗信，暗加。后塞急而暴卒。诚哉！不可用也，故琐言以叮咛之。

1　曲：原误作"面"。据《证类本草》卷二十五"小麦"条改。

2　纯：原作"绝"。据该书体例，当作"纯"，因改。

3　六神品全：古代造神曲取诸神聚会之日，用白面、青蒿、赤小豆、杏仁、苍耳、野蓼六物，以配白虎、青龙、朱雀、玄武、勾陈、螣蛇六神，是为六神品全。

粟[1]：味甘，平。无毒。主治丹石发作不下[2]食，和竹沥煮作粥食之，极美，解愈。

麻仁

味甘，平，无毒。畏牡蛎、白薇，恶茯苓。凡使去壳用仁，入土者损人，不用。入手阳明大肠，足太阳膀胱经。

主治中风，汗出，皮肤顽痹，逐水、利小便，润大肠之风热燥结便难。又云：润肺，利六腑之燥坚，止消渴，补中益气，破积血，复血脉，催生及横生、逆产，下乳并产后余疾。长发，可为沐。久服肥健不老。

淡豉

味苦，气寒。无毒。江西道地造者佳。

主治伤寒头痛，寒热瘴气，恶毒烦燥满闷，虚劳喘吸，心中懊憹，两脚冷疼，呕吐虚烦，劳食复，时疾发汗，及暴痢腹[3]痛，安胎。取汁服，杀六畜胎诸毒。

赤小豆

味辛、甘、酸，气平。无毒。孙真人云：合鱼鲊食，成消渴。

主治脚气，大腹水肿，下水，排脓血，寒热热中消渴，止泄痢，利小便，吐逆，卒澼下胀满，散毒。久食令人虚。

白扁豆

味甘，气微温。无毒。俗呼羊眼豆。

主治霍乱吐泻，清暑和中，下气补脾胃，杀一切草木及酒毒，并河肫鱼毒。

花：治女子赤白带下。

叶：治霍乱吐下不止，捣烂敷蛇咬，效。

1　粟：此处指罂粟的种子。性质与罂粟壳大异，可作常食之品。

2　下：原误作"不"。据《证类本草》卷二十六"罂子粟"条改。

3　腹：原误作"复"。据《证类本草》卷二十六"曲"条改。

酒

味苦、甘、辛，性大热。微有毒。孙真人云：空腹饮酒醉，患呕吐。

主杀百邪恶毒气，通血脉，厚肠胃，御风寒雾气，养脾扶肝，壮胆，行药势，能行诸经而不止。味辛辣者能散，为导引，可以通行一身之表，至极高之分；苦者能下，甘者缓中，淡者利小便而下速也。丹溪云：酒湿中发热，近于相火，性喜升，大伤肺气，助火生痰，变为诸病，可不慎欤？谨戒之欤！

醋

味酸，气温。无毒。米醋入药，糖[1]醋不入药。陈久者良。一名苦醋。

主消痈肿，敛咽疮，散水气，杀邪毒，治产后及伤损金疮血晕，下气除烦，破癥块坚积，妇人心痛血气。多食损齿，损筋骨。治口疮，以醋渍黄柏含之愈，即酨。

饴糖

味甘，气温。无毒。糯米、粟米造者佳。入足太阴脾经。

主补虚乏，止渴，消痰润肺，和脾胃，去血，鱼骨鲠[2]喉中，及误吞钱环，服之出。中满不宜，呕吐并忌。能大发湿中之热。

菉豆

味甘，寒。无毒。

主治丹毒烦热，风疹，药石发动，热气奔豚。生研汁服，亦煮食，消肿下气，压热解石。用之勿去皮，令人小壅。当是肉平，皮寒。圆小绿者佳。

荞

味甘、平，气寒。无毒。忌与猪、羊肉并食，成癞风。

实：主助胃益气力，久食动风，令人头眩。和猪肉食，患热风，脱眉发，动

1　糖：《本草纲目》卷二十五"醋"条作"糠"。
2　鲠：原误作"硬"。据《证类本草》卷二十四"饴糖"条改。

诸病。犹挫丹石，能炼五脏渣秽，续精神，作饭与丹石人[1]食之良。其饭法：可蒸使气馏，于烈日中暴令口开，杵取仁，作饭。

叶：作[2]茹，食之下气，利耳目。多食即微泄。烧其穰，作灰，淋洗六畜疮并驴马躁蹄。

酱

味咸、酸。无毒。为调和之主。

主治冷痢，除热，止烦满，杀百药、热汤及火毒。

黍米

味甘，气温。无毒。

主益气补中，多食令人烦。乃肺之谷也，肺病宜食之。

粱[3]米

味甘，气微寒，无毒。有青粱、白粱、黄粱，皆粟类也。

主治胃痹，热中消渴，止泻痢，利小便，补中益气。

大豆黄卷

味甘，平。无毒。即黄豆芽也。

主治湿痹筋挛膝痛，五脏胃气结积，益气止毒，去黑䵟，润泽皮肤。豆有黑、白二种，惟黑者入药更佳。

---

1 人：原脱。据《证类本草》卷二十五"荞麦"条补。
2 作：原误作"如"。据《证类本草》卷二十五"荞麦"条改。
3 粱：原作"梁"，据《证类本草》卷二十五"青粱米"条改。

卷下

钱塘　元实甫　梅得春　编集
马平　夷仲甫　陆可行　考订
楚零　可贞甫　王有恒　同校
周南　君采甫　王纳谏　梓行
　　　楚靖　后学　陈谟　誊次

金部第六 计十一味[1]

《金石论》云：观夫金石之药，旧本赞其功力，非云神仙，即云不老；不曰补肾，则曰兴阳。嗟乎！斯道之谬也。以剽悍之剂，而制气血之躯，则其为祸匪细，况博济乎！故丹溪先生恐人惑用，略不载之。兹既纂成一帙，少有不备，非全书矣。顾其中亦有不可阙者，是仅存之，以俟审择。若不明其祸端，正谓隐恶扬善，其误人之责归谁欤？

金屑
味辛，有毒。

主镇精神，坚骨髓，通利五脏，除邪气。产益州，采无时。

金箔：同。味辛、平。无毒。主镇心神，安魂魄，定惊悸，治癫狂，小儿伤风、惊风、痫风失志。丸药多用为衣。

银屑
味辛，平。有毒。

主安五脏，定心神，止惊悸，除邪。生永昌，采无时。

生银
寒，无毒。一云有毒。

主治热狂惊悸，发痫恍惚，夜卧不安，邪气谵语鬼祟，服之即定。又能明目镇心，安神定志，小儿诸热丹毒，并以水磨服，功胜紫雪。出饶州乐[2]平、处州诸坑生银矿中，形如硬锡，文理粗错自然者真。

注解：凡金银铜铁器用在药中时，惟将各器安置于药中，借气以生药力而已，勿误入药中用，否则消人脂，且要中毒，余仿此。

密陀僧
味咸、辛，平。有小毒。即炼银淡炉底也。又云味酸、辛。

---

1 计十一味：原无，据目录补。
2 乐：原误作"落"。据《证类本草》卷四"生银"条改。乐平，今属江西。

主治久痢,五痔,金疮。面上瘢,作膏药用之。

制法:捣令细,于瓷锅中,用厚纸盛柳蛀末焙之,下东流水,煮一伏时,去柳袋取用。

铁精

微温。

主明目,化铜,疗惊悸,定心气,小儿风痫,阴癀脱肛。出自锻灶中,紫色者佳。

铁浆

按:取诸铁于器中,以水浸之,经久色青沫出,即堪染皂。

解诸毒入腹。服之亦镇心,治癫痫发热,急黄[1] 狂走,六畜癫狂,人为蛇、犬、虎、狼、毒刺、恶虫等啮,服之使毒气不入内。

秤锤

味辛,温。无毒。

主治贼风。止产后血瘕腹痛,及喉痹寒热,烧红令赤透,投酒中,乘热饮之。时俗呼为血瘕儿枕,产后疼痛不止难忍。又产后金疮血晕,并诸病晕眩者,用铁秤锤烧红,以米醋淬沃之,使触气于鼻中,愈。

铁华粉

味咸,平。无毒。

主安心神,坚骨髓,强志力,除风邪,养血气,磨腹中硬块,延年,去百病,随冷热合和诸药,用枣膏为丸。

取华法:将钢锻作叶片如笏,到令光净,以盐水洒之,投于醋瓮中,阴处埋之。百日钢上衣生,即华成也。刮取研乳极细,筛去不成粉粗头,将细者再乳如面,入丸散,功逊于铁粉也。

---

1 黄:原脱。据《证类本草》卷四"铁精"条引"陈藏器"补。

古文钱

味平。

主去翳障，明目，疗风赤眼，以盐卤浸用。治妇人横产，心腹痛及月膈五淋，烧以醋淬用。

锡铜镜鼻：主女子血闭癥瘕，伏肠绝孕，及伏尸邪气。生阳山谷。

马衔

味辛，无毒。

主治小儿惊痫，妊妇难产，临产时手持之即生，服汁一盏。此为辔嚼口铁也。《本经》"马"条注中以略言之。

银膏

味辛，大寒。

主治热风心虚惊痫，恍惚狂走，膈上热，头面热，风冲心上下，安心神定志，明目，利水道。治失心风，健忘。

其法：以白锡和银箔、水银合成，亦补牙齿缺落，合炼凝硬如银，务要得法。

以上金部之药，时人方中罕用，但旧本曾备，难以阙之。仅采其尤者数品，纂入以备考择，庶为全书云。

玉石部第七　计六十一味[1]

玉屑

味甘，气平。无毒。恶鹿角。

主除胃中热，喘息烦满，止渴。唐杨贵妃含玉咽生津，以解肺渴。

丹砂

味甘，气微寒。无毒，炼服则有毒。恶磁石，畏碱水。

解曰：砂有百等，不可一概论之。有妙硫砂，如拳许大，或重一镒。有十四面，面如镜。若遇阴沉天雨，其镜面上即有红浆汁出；有梅柏砂，如梅子

1　计六十一味：原无，据目录补。

许,夜有光生,照见一室;有白庭砂,如帝珠子许,面上有小星现;有神座砂,又有金座砂,玉座砂,不经丹灶,服之而延年益寿。次有白金砂、澄水砂、阴成砂、辰锦砂、芙蓉砂、镜面砂、箭镞砂、曹末砂、土砂、金星砂、平面砂、神末砂、豆瓣砂,已上不能备述。出自辰州,一名辰砂。其色丹,又名朱砂,此总名也。大块光明者,研细水飞用。

主治心烦热渴,养精神,安魂魄,益气明目,纳浮溜之火而镇安心神,通血脉,杀精邪鬼魅,疗疮疡疥瘘。久服通神。小儿初生,细研,蜜调少许,涂口中,吮之良。又痘疮将出,蜜调服之,解痘毒,出稀少有验。又云:能祛邪而逼鬼祟,定魂魄而制癫狂。

制法:凡修事朱砂,先于一静室内,焚香斋沐,然后取砂伍两,以香水浴,拭干,即碎捣之。后向一钵中,研三伏时,竟将砂放瓷锅中,用甘草、紫背天葵一镒,五方草自然汁一镒,以东流水量加煮,亦三伏时,令水尽阙,识时候满[1],去其三味,再入青芝草、山须草两半[2],盖之,下十斤火煅,从巳至子时方歇。候冷,再研似粉。如要服,则入[3]炼蜜丸如细麻子大,空心服一丸。如入药用,亦照此法煅之。凡煅自然住火。

云母

味甘,气平。无毒。泽泻为使。畏鮀[4]甲及东流水。一名云珠,色多赤;一名云华,五色;一名云英,色多青;一名云液,色多白;一名云砂,色青黄;一名磷石,色正白。生太山、齐、庐山、琅琊山谷北定山石间[5]。二月采。

主治身皮死肌,中风寒热,如在舟船上。除邪气,安五脏,益精明目,下气坚肌,补中续绝,疗五劳七伤,虚损少气,止痢。

制法:其色黄黑,厚而顽,赤色者,及经妇人手把过,俱不中用。须取光润如冰者为上。凡修事,每一斤,先用小地胆草、紫背天葵、生甘草、地黄汁

1　令水尽阙识时候满:《证类本草》卷三"丹砂"条引"雷公云"作:"勿令水火阙失。时候满……"

2　两半:《证类本草》卷三"丹砂"条引"雷公云"作"半两"。

3　入:原误作"如"。据《证类本草》卷三"丹砂"条引"雷公云"改。

4　鮀:原误作"驼"。驼无甲。鮀,即鼍,今鳄鱼之类。据《证类本草》卷三"云母"条改。

5　北定山石间:原作"此定山石门"。据《证类本草》卷三"云母"条引《别录》改。

各一镒，干者细剉，湿者取汁，俱放于瓷锅中。下天池水三镒，柴火煮七日夜，水火勿令失度，其云母自然成碧玉色。将在锅底者，却猛投天池水煮，以竹搅之，浮起如蜗涎者去之[1]。如此三次，淘净，先预备沉香末一两，以天池水煮沉香汤三升，分为三分，再淘云母浆，澄毕，去清水，澄底云母日晒干，听用。

石钟乳

味甘，气温。无毒。蛇床为使。恶牡丹皮、玄精石、牡蒙。畏紫石英、蘘草。

主治咳逆上气，明目益精，安五脏，通百节，利九窍，下乳汁，益气，补虚损，疗脚弱疼冷，下焦伤竭，强阴。久服好颜色，令人有子。不炼，服之令人淋。一名芦石，一名公乳，一名夏石。生少室[2]山及泰山，采无时。此剽悍之药，慎戒勿服。服之则多发渴、淋，为祸不浅浅也。

制法：其头粗厚并尾大者为孔公石，不用[3]。色黑及经[4]大火惊过、并久在地上收者、曾经药物制过者，俱不堪用。须要鲜明、薄而有光润者，似鹅翎管子为上，有长五六寸者。凡修事，以五香水煮过一伏时，然后撤去，再用甘草、紫背天葵汁，再煮一伏时。每八两用沉香、零陵[5]香、藿香、甘松、白茅各一两，以水煎煮过一度了，第三度方用甘草等三味各二两再煮了，漉出拭干，缓火焙，杵碎，令少壮人两三个，不住手研三日夜，勿歇，用水飞过澄了，以绢笼之，日晒干。又入钵乳二三万遍，极细。用瓷器收贮听用。

石膏

味辛、甘，大寒。沉而降，阴中之阳。无毒。入手太阴肺经，手少阳三焦经，足阳明胃经。鸡子为使。恶巴豆、铁、莽草。

主治中风寒热，心下逆气惊喘，口干舌焦不能息，腹中坚痛，产乳金疮，中热发热，恶热燥热，日晡潮热，伤寒时气，肌肉壮热，头痛如裂，大渴引饮。清金制火润肺，除三焦火热，泻胃火，消中化斑，止上下牙痛。以辛也，故能解

1　之：原误作"去"。据《证类本草》卷三"云母"条引"雷公云"改。
2　室：原误作"石"。据《证类本草》卷三"石钟乳"条引《别录》改。
3　用：原误作"是"。据《证类本草》卷三"石钟乳"条引"雷公云"改。
4　经：原误作"惊"。据《证类本草》卷三"石钟乳"条引"雷公云"改。
5　陵：原脱。据《证类本草》卷三"石钟乳"条引"雷公云"补。

肌出汗，上行至头；以甘也，故能缓脾益气，止渴生津。胃虚寒之人不可服。若揩齿能坚，益齿。治满口破疮及烂齿痛出血，研细，水飞熬膏，以甘草、冰片收之，傅含甚妙。研末醋丸，治食积痰火，泻胃火。《药性》云：制火邪，清肺气。仲景有白虎之名，除胃热，夺其食。易老云：大寒之剂，坠头疼，解肌而止消渴，发汗，解烦热、风热。

凡用，细理白泽者佳，黄色者令人淋，勿用。

方解石：此石虽白，不透明，止有体重，其性燥，其质坚及寒而已。求其所谓石膏而可为三经之主者安在哉？医欲责效，不亦难乎？又云：软石膏研末醋丸。以泻胃火、痰火、食积殊验。生钱塘，如棋子白澈最佳，彭城亦好。又一种玉火石，医人常用之，云味甘、微辛，温。治伤寒发汗，止头痛目昏眩，与石膏等，故附之。煅，傅诸疮，生肌止痛。

制法：用石臼中捣成粉，以绢罗过，用生甘草水飞过，澄，晒干，重加研细听用。

滑石

味甘，气寒。沉而降，阴也。无毒。石苇为使。恶曾青。入足阳明胃经。

主治身热泄澼，女子乳痈，癃闭，利小便，通九窍，泄上气，荡胃中积聚寒热，益精气，燥湿，实六腑，化食毒，行积滞，逐凝血，解烦渴，补脾胃，降心火之要药也。且分水道。

凡使，白如凝者、软滑者佳。其青黄、乌黑色，及白解石、绿滑石、冷滑石皆不入药。其中青黑色于石上者，杀人。若色如冰白，清，画石上有白腻文者真。

制法：先以刀刮研如粉，以牡丹皮同煮一伏时，去丹皮，再用东流水煎甘草汤淘过，晒干听用。如无甘草水淘过，不可用。

朴硝

味苦、辛、咸，气寒。沉而降，阴也。无毒。畏麦句姜。初采得即煎成者是也。青白色者佳，黄者伤人，赤者杀人。一名硝石朴。生益州山谷，有醎水之阳。采无时。

主治百病寒热邪气，逐六腑积聚结固，留癖留血，停痰痞满，大小便不通，推陈致新，天行热疾，消肿毒，排脓，软坚，能化七十二种石。炼饵服之，轻身。又云：煎作芒硝功却缓。

芒硝

味辛、咸、苦，性大寒。沉而降，阴也。无毒。使、恶同前。水煎朴硝，倾木盆中，结芒有廉棱者是也。形似麦芒，故曰芒硝。

主治五脏积热胃闭，除邪气。辛能润燥，醎能软坚，破留血，除痰实，利大小便，通月水，破五淋，推陈致新，下瘰疬黄疸，堕胎。治漆疮，以汁傅之。

制法：先以水飞过，用绵纸五六重盛吊，滴淋于铛中，晒干，研粉听用。

玄明粉

味辛、甘，气寒。又云：以火煅成，性温。阴中有阳。无毒。

主治心热烦燥，咽喉肿痛，并五脏宿滞，破癥结，涤肠胃间宿垢，软积开痰，明目，退膈上热，大除胃热，消肿毒。虚而无实热者不可用。久服令人精滑。丹溪云：硝是太阴之精华，水之子也。以火煅而成粉，性温，而不能轻服。

制法：用朴硝不拘多少，同莱菔根切片，东流水煮，勿令水火失度，煎一昼夜，煮化，拣去莱菔根，将水泼于新砖上，待其水渗干后出粉，日每以鹅翎扫收于瓷器中听用。

又法：用皮硝一百斤，将水二十碗煮化，水少再添，以化尽为度。绵布滤去沙土，以硝汁和荞麦面二斗，揉成饼，安铺蒸笼内，锅中或切莱菔，或切冬瓜，加河水微火蒸，上气，再加大火蒸，以干为度。取去冬瓜、萝卜不用，只用水，将缸盛露一宿，提起牙子，焙干为末，入罐封固。先文，后武火，煅五炷香，取升清者入眼科用，其浊者每斤加粉草一两，共研为末，任治诸疾。

硝石

味苦、辛，大寒。无毒。恶苦参、苦菜。畏女菀[1]。火为之使。

主治五脏积热，胃胀闭，涤去蓄结饮食，推陈致新，除邪气，疗腹中大热，十二经脉中百二十种疾，暴伤寒，止烦满消渴，利小便及瘘蚀疮。炼之如膏，

1　菀：原误作"苑"，据《证类本草》卷九"女菀"条改。

乃天地至神之物,能化七[1]十二种石。又名芒硝,出陇西武都西羌。

制法:研如粉,将瓷瓶用盐泥固济,阴干,安于五斤火中煅令通赤,投硝石于瓶内,待硝化,伏火一夜,次日打碎瓶子,取出,研为细末。每四两加鸡肠菜、柏子仁等分为末,和如萨蒂珠子大十五枚,以丸尽为度,候干,研末听用。

紫石英

味甘、辛,气温。无毒。长石为使。畏扁青、附子。不欲黄连、麦句姜。入手少阴心经、足厥阴肝经药。

主治心腹咳逆邪气,补不足,女人风寒在子宫,十年无子。寒热邪气、结气,补心气虚,定惊悸,安魂魄,填下焦,止消渴。又散痈肿,醋淬调敷。一云止崩,又曰胎宫乏孕,有再弄璋之庆。

明澈如水晶,紫色达头如樗蒲者。得茯苓、人参、芍药,共疗心中结气;得菖蒲、天雄,共疗霍乱。

白石英:味同。治咳嗽吐脓,风湿痹,安魂,强阴道。

赤石脂

味甘、酸,气温。阴中之阳。无毒。恶松脂、大黄,畏芫花。

主治腹痛泄澼,下痢赤白,小便不利,女人崩中漏下,产难、胞不下。吐衄血,涩精淋沥,明目,养心气,益精,定惊悸,固肠胃。及疗痈疽疮痔,治腿脚湿肿,没皮连片等疮。煅傅,生肌合口。

按:五色石脂各入五脏补益。涩可以去脱,为收敛之剂。胞衣涩滞,用之立下。正谓:赤入丙,白入辛[2]也。

雄黄

味苦、甘、辛,气温。有毒。

主治寒热,鼠瘘恶疮,疽痔死肌,疥癣䘌疮,鼻中息肉,及绝筋破骨,百节

1　七:原脱。据《证类本草》卷三"消石"条补。
2　赤入丙白入辛:丙属火,辛属金。李时珍谓"赤白两种,一入气分,一入血分,故时用尚之。"

中大风,中恶蛊毒,腹痛,癫痫,岚瘴,杀精物恶鬼邪气,百虫毒,胜五兵,杀诸蛇虺毒,解藜芦。炼服食久,轻身,可致神仙。佩之鬼神不能近,入山林虎狼伏,涉川泽毒物不敢伤。妊妇佩之,转女成男。出武都山,赤如鸡冠,明而不臭者佳。可入丸。末药亦可疗疮。

又有黑鸡黄、自死黄、夹腻黄,其形似雄黄,多臭,不堪入药。时人以醋洗之,三两次便无臭气,勿误用也。内夹腻黄,乃一重石夹一重黄,不堪用。

制法:凡修事,先以甘草、紫背天葵、地胆草、碧棱花,细剉各五两,雄黄三两,下东流水煮三伏时,漉捣如粉,水飞,澄去黑者。其内亦有劫铁石于中,又[1]号赴矢黄,并不入药,拣去,再乳极任用。

石硫黄

味酸、甘,性大热。有毒。舶上来者,黄色莹净,良。

主治妇人阴蚀、疽痔、恶疮,及下部䘌虫、疥虫,止血,更坚筋骨,疗头秃,及心腹痃癖冷气,咳逆上气,脚冷疼弱,壮阳道,治下元虚冷,元气将绝,久患寒疾,脾胃虚弱,垂命欲尽,服之皆效。中病便已,不可过施。至阳之精,能化金银铜铁等物。生东海山谷,乃矾石液也。且疗老人风秘。

制法:每四两,以龙尾蒿自然汁一镒,东流水三镒,紫背天葵汁一镒,粟遂子茎汁一镒[2],四件令搅匀沙锅中,用六乙泥固济底下,将硫黄打碎入锅,以前药汁渐渐添入,煮干为度。再以百部末拾两,柳虫末[3]二斤,一簇草[4]二斤,细剉之,用东流水与药等,再煮二伏时,取出,再用熟甘草汤洗过,入钵内乳二三万转,极细无声方用。

灵砂

味甘,性温。无毒。一名二气砂。恶磁石,畏盐水。

---

1 又:此后原衍"有"字。赴矢黄即劫铁石异名,衍"有"字则易误为另物,故据《证类本草》卷四"雄黄"条删。
2 一镒:原脱。据《证类本草》卷四"石硫黄"条补。
3 柳虫末:虫,《证类本草》卷四"石硫黄"条引"雷公云"作"蚛"。《广韵•送韵》:"蚛,虫食物。或作蚛。"据此,柳蚛末乃柳木为虫食之末,非柳木蛀虫之末。
4 草:原误作"宜"。据《证类本草》卷四"石硫黄"条改。

主治五脏百病,养精神,安魂魄,益气明目,镇心,通血脉,定怔忡,消烦满,杀恶鬼精魅。久服通神明,可至神仙,令人心灵。

炼法:以水银一两,硫黄六铢,细研,先炒作青砂头,后入水火既济炉,抽之如束针纹者,成就也。

硇砂

味咸、苦、辛、酸,性大热。有大毒。畏浆水。忌羊肉。

主消积聚疢癖,痰饮气块,破结血烂胎,止痛下气,疗宿冷,去恶肉,生好肌,磨目翳。不宜多用,腐坏人肠胃。柔金银,可为焊药。驴马药亦用。出西戎,形如牙硝,光净者良。

制法:用水飞澄,去土石,入瓷器中,重汤煮,不宜生用。

硼砂

味苦、辛,气平。无毒。一名蓬砂,又名鹏砂。

主治咽喉痛痹,消痰止嗽,破癥结。清上焦口疮,含化咽津,缓以取效。舌之上下起泡肿胀,破成顽疮,不能敛口,饮食难下,用一米许,内患处,效。可合金银焊药。

水银

味辛,气寒。滑重有毒。出自丹砂中,一名汞。畏磁石。

主治疥[1]瘘,痂疡白秃,杀虱,堕胎,除热。以傅男子阴,阴消无气。杀金银铜锡毒。熔化还复为丹。得铅则凝,得硫黄则结,并枣肉研之则散,得紫河车则伏。

制水银法[2]:凡使,勿用马齿苋及诸草中取者,并朱漆中及经别药制过者、尸棺中殓过者、并半生半死者。须要朱砂中产出水银,微红色,收得以葫芦贮之。先以紫背天葵、夜交藤二味捣自然汁,煮一伏时,其毒自退。每拾两,前二味汁各七镒,和合煮足为度。炼粉另有制法。

---

1 疥:原误作"疹"。据《证类本草》卷四"水银"条改。
2 制水银法:原误置"轻粉"条后,今正。

轻粉

味辛，气寒。无毒。飞炼水银为之。一云有毒。忌一切血。畏磁石、石黄。一名水银粉。

主治大风癫疾瘰疬，杀疮疥癣虫，生肌合口，及鼻上酒齄，风疮燥痒，通大肠，傅小儿疳疮。

白矾

味酸，气寒。无毒。甘草为使。恶牡蛎，畏麻黄。白透光明者佳。一名羽泽。生河西山谷及陇西武都石门，采无时。

主治寒热泻痢，白带、阴蚀，诸恶疮，发背痈疽，瘰疬疥癣，目痛，坚骨齿痛，去鼻中息肉，除风，消风壅风涎，及心肺烦热，喉痹急痛，止渴，并诸疮癣痒燥。岐伯云：久服伤人骨。能使铁为铜。

制法：取光明如水晶，酸咸涩味全者，研如粉，置容三升许瓷瓶一具，以六一泥固济，安火畔炙干，入矾末大半瓶，以文火烧炙。加五方草、紫背天葵捣自然汁各一镒，徐徐添入，待汁干，以泥封口，用武火一百斤煅，从巳至未，方去火，取出瓶，待冷敲碎，其色如银。再研细如粉，任用。

砒霜

味苦、酸，气温。有毒。畏巴豆、冷水、醋、水银。出信州官井，凿取者须要其色黄赤、明彻不杂为佳。

主治诸疟及风痰在胸膈，可作吐药，又能消肉积。不可轻用，大能伤人。时人以为毒药，乃飞炼砒黄而成，炼别有法。

制法：凡使，用小瓶一个，盛砒后入紫背天葵、石龙芮二味，以火从巳至申，更用甘[1]草水浸，自申至子，拭干[2]，入器，于火中煅[3]，研二三万下用之。

无名异

味甘，平。出大食国，生石上，状如黑石炭，蕃人以油炼如黳石，嚼之

1　甘：原误作"凡"。据《证类本草》卷五"砒霜"条改。

2　干：原脱。据《证类本草》卷五"砒霜"条补。

3　煅：原作"干"。据《证类本草》卷五"砒霜"条改。

如饧[1]。无毒。

主治金疮折伤内损,止痛、生肌肉。

食盐

味咸,无毒。多食伤肺,喜咳成哮,煅过用。入足少阴肾经。

主杀鬼蛊邪疰毒气,下部䘌疮,伤寒寒热,吐胸中痰癖,止心腹卒痛,坚肌骨。治小便淋沥不通,用盐泥作饼,安脐中,艾灸[2],或炒盐熨脐及小腹,效。

青盐

味咸,气寒。无毒。出西羌者佳。

主治头疼牙痛,固齿,乌须,明目,补下元,益气,坚肌骨,去烦热痰满,齿舌出血,疗腹痛,滋肾水。

空青

味甘、酸、咸。无毒。生益州及越嶲山谷有铜处,铜精熏则生空青,其中空而有汁,能疗瞖。三月中旬采无时。

主治青盲耳聋,明目,利九窍,通血脉,养精神,益肝气,疗目赤痛,去肤瞖,止泪出,利水道,下乳汁,通关节,破坚积。能化铜为铁。

曾青

味酸,微寒。无毒。畏菟[3]丝子。

主治目痛,止泪出,风痹,利关节九窍,破癥坚积聚,养肝胆,除寒热,杀百虫,疗头风,脑中寒,止烦渴,补不足,盛阴气。能化金、铜。

制法:勿[4]误使夹石及铜青。每一两用紫背天葵、甘草、青芝草,干湿各一

1　饧:原误作"锡"。据《证类本草》卷三"无名异"条改。

2　安脐中艾灸:原误作"安胎中艾燕"。考《证类本草》卷四"食盐"条引《药性论》云:"小儿卒不尿,安盐于脐中灸之。"据改。

3　菟:原作"兔",本书"菟丝子"以"菟"字为多,《证类本草》此药正名亦作"菟",故此药名凡"兔"字均径改为"菟"。

4　勿:原脱。据《证类本草》卷三"曾青"条补。

镒，并细剉，放沙锅内，加东流水煮五昼夜，勿令水火失度。取出，再以东流水浴过，研如粉用。

禹余粮

味甘，寒，气平。无毒。一名白余粮。生东海池泽及岛中。

主治咳逆，寒热烦满，血闭癥瘕，大热。疗小腹痛结烦疼。炼饵服之。且疗崩漏。

绿矾

性凉，无毒。

主疗喉痹，虫牙口疮，及恶疮疥癣。酿鲫鱼烧灰和服，疗风泻血。

磁石

味辛、咸，气寒。无毒。一名玄石。生有铁处。柴胡为使。恶牡丹、莽草。杀铁毒。

主治周痹风湿，肢节中痛，不可持物，洗洗酸。除大热烦满，耳聋，能养肾脏，益精强骨，通关节，消痈肿鼠瘘，颈核痛，小儿惊痫。炼水饮之，亦令人有子。

制法：凡使，勿误用玄中石、中麻石。二物相似，误服令人生恶疮，不可疗。若验真者，一斤重磁石，能吸一斤铁者名延年沙，四面只吸得半斤铁者名续采石，四面只吸得五两以来铁者曰磁石。每一斤用五花皮一镒，地榆一镒，故绵一十两，三件并剉细，石下捶[1]碎作二三十块，将四味用放沙锅中，加东流水煮三日夜，勿令水火失度，拭干，布裹，向大石上再捶令细，入石研中研极细，再入钵，乳无声方用。

凝水石

味辛、甘，气大寒。无毒。一名寒水石。解巴豆毒，畏地榆。

主治身热，腹中积聚邪气，皮中如火烧烦满，水饮之。除时气热盛，五脏

---

1 捶：原作"搥"。同"捶"，据改。

伏热,胃中热,止渴,利水肿,小腹痹。久服不饥。色如云母、可析者良。盐之精也。

制法:每十两,用姜汁一镒煮,汁尽为度。研如粉用。

阳起石

味咸,微温。无毒。一名羊起石,即云母根也。

主治崩中漏下,破子脏中血,癥瘕结气,寒热腹痛,暖子宫,以壮元阳,令人有子。疗阴痿不起,补不足,及男子茎头寒,阴下湿痒,去臭汗,消水肿。久服不饥。

孔公蘖

味辛,气温。无毒。一名通石。殷蘖根也,青黄色。木兰为使。畏细辛。桑螵蛸为使。恶泽泻、菌桂、雷丸、蛇蜕。畏菟丝子。

主治伤食不化,邪结气,恶疮疽瘘痔,利九窍,下乳汁,男子阴蚀,及伤食病,常欲眠困。

珊瑚

味甘,气平。无毒。红润如玉者佳。

主治宿血,去目中翳。鼻衄,为末吹鼻中。又镇心止惊。

石蟹

味咸,气寒。无毒。云是寻常蟹,年月深久,水沫相着,因化成石。每遇海潮即飘出。又一般入洞穴,年久亦然。

主治青盲目淫肤翳,及漆疮。生海南。

又云:浮石:平,无毒。止渴,治淋,杀野兽毒。其石蟹皆研极细,水飞过入诸药佐用,点眼良。又云,解一切毒,蛊毒,催生落胎,疗血晕,消痈,治天行热疾。并用热水磨服。

马脑

味辛,气寒。无毒。

主辟恶，熨目赤烂。红色似马之脑，亦美石之类，重宝色也。生西国玉石间，中国皆以为器。

天子藉田三推犁下土

无毒。

主治惊悸癫邪，安神定魄强志。入官不惧，利见大人，宜婚市。王[1]者所封五色土亦其次焉。已前主者，宜水服正[2]。

伏龙肝

味辛，气温。无毒。

主治妇人崩中吐[3]血，止咳逆血，消痈肿毒。《日华子》云：性热，微毒，治鼻红、肠风，带下血崩，泄精尿血，催生下胞，及小儿夜啼。

制法：凡使，勿误用灶下土，是十多年灶额内火气积结，赤色如石，中黄，形八棱。取出细研，用滑石水飞过两遍，干，用绢包，子时分安于原额中一伏时，再乳无声方用。

石灰

味辛，温。陈久年深者佳。

主治疽疡疥瘙，热气恶疮死肌，痈疾，堕眉，杀痔漏虫，去黑子息肉，疗髓骨疽，收金疮口。

制法：用米醋浸一宿，漉出待干，下火煅，令腥秽气取出，瓦瓶盛贮，密盖放冷，拭去灰尘令净，研乳极细用。

铛墨

即锅煤墨。

1　王：原误作"主"。据《证类本草》卷四"天子藉田三推犁下土"条改。
2　已前主者宜水服正：义不明。《证类本草》卷四"天子藉田三推犁下土"条引"陈藏器馀"作："已前主病，正尔水服。余皆藏宝。"谓此土可水服，治前述所主疾病。余皆作为收藏物宝而珍之。
3　吐：原误作"血"。据《证类本草》卷五"伏龙肝"条引《别录》改。

主治蛊毒,中恶血。以酒或水调,细研,温温服之。又涂金疮,生肌止血。毒疮在面,慎勿涂之,黑入肉如印难脱。

铅[1] 丹

味辛,气微寒,有毒。即黄丹,乃铅化而成也。

主治吐逆反胃,惊痫癫疾,除热下气,止小便,去毒热,金疮溢血,祛疟化积。熬膏药,生肌止痛。经云[2]:收敛神气以镇惊也。

胡粉

味辛,气寒。无毒。一名锡粉。又云即金花铅所作。又,查非铅粉也。

主治伏尸毒螫,杀三虫,去鳖瘕,疗恶疮,堕胎,利小便。

酸[3] 浆水

味甘、酸,气微温。无毒。粟米新熟白苍者,煎令如醋者佳。不可同李食。

主治霍乱泄痢,调中开胃,化滞物,解烦渴,开胸引气,消宿食,醒睡,调和腑脏,宣和强力,白人肤体如绢帛。因其常用,故人不齿其功。冰浆至冷,妇人怀妊忌之。

青礞石[4]

主治食积不消,留滞在脏腑宿食,癥块久不瘥,及小儿食积羸瘦,妇人积年食癥,攻刺心腹。得硇砂、巴豆、大黄、三棱等味良,可作丸散,不入汤药。

制法:凡使打碎,于新瓦上同焰硝拌之,炭火炼成金色,取出火,细研如粉,水飞为丸药之衣。

1　铅:原误作"松"。乃"鈆"形误,"鈆",同"铅",据改。以下内容可见于《证类本草》卷五"铅丹"条。

2　经云:此下文字乃成无己注解《伤寒论》之言,非出某经之文。

3　酸:原脱。据目录补。

4　青礞石:本条及《证类本草》卷五"礞石"条均未言及本药之性味。据《本草纲目》卷三"礞石"条云:"甘、咸,平,无毒。"录之备参。

井华水

味甘，平。无毒。此水井中平旦第一汲者是。

主治人九窍因大惊出血，喋面即止。亦治口臭，正朝含之，吐弃厕下，数度即解。和朱砂又堪炼诸药石，投酒醋令不腐臭。洗目去翳，及疗酒后热痢，与诸水异，其功极广云。

菊花水

味甘，性温。无毒。出南阳府郦县北潭水也。其源悉芳菊生彼崖，泉水[1]为菊味。

主除风补衰，久服不老，令人悦颜色，肥健，益阳道，温中，去痼疾。盛洪之[2]《荆州记》云：太[3]尉胡广，久患疯羸，常汲饮之，后疾瘳。此菊甘美，广收其菊实，播之京师[4]，处处传植。彼之居民，皆不穿井，食之无不寿考。故司空王畅、太尉刘宽、太傅袁隗，皆为南阳郡守，使县月馈甘谷水四十斛，以供饮食。此诸公多患风痹及眩，悉愈。

腊雪

味甘，性寒。无毒。十二月取之。

主治天行时气瘟疫，小儿热痫狂啼，大人丹石发动，酒后暴热黄疸。仍少温服，能解一切毒，消烦止渴之圣药也。又堪藏淹一切果实不坏。其春冰雪有虫，不可收之。

泉水[5]

味甘，平。无毒。能解合口椒毒。

主治消渴及胃热痢，热淋，小便赤，洗漆疮，散痈肿，久服调中下气，利小

---

1 水：原在"为菊"二字之后。据《证类本草》卷五"菊花水"条乙正。
2 盛洪之：人名。其所著《荆州记》载菊水事。其名原在前"为菊水味"后，今移至此。
3 太：原误作"本"。据《证类本草》卷五"菊花水"条改。
4 师：原误作"司"。据《证类本草》卷五"菊花水"条改。
5 泉水：原误作"浆水"。对照《证类本草》卷五"泉水"条，正与此下内容符合，据改。

便。又《百一方》云：凡患心腹冷病者，男患令女人将一杯与饮，女患令男人将一杯与饮。又解鱼肉骨鲠，取一杯合口，向水张口吸一口水气，其鲠自下。若人忽被坠损肠出，以冷水喷之，令打噤，肠自入也。又腊日夜持椒井傍，勿与人言，放椒井中，服此泉辟瘟气。《博物志》亦云：治病皆取新汲清泉，不用停污浊暖。非惟无效，抑且损人。

半天河水[1]

微寒。此竹篱头水也。

主治鬼疰，狂，邪气，毒恶，并洗诸疮。又云空树中水亦是。

缲丝汤

味甘，气平。无毒。

主治消渴口干。丹溪云：属火，有阴之用，能泻膀胱中相火，以引清气上朝于口。如无此汤，以茧壳丝绵煮饮。又能杀虫，治蛔虫，热服一盏效。热汤救忤死人，先以衣布三四重，铺忤死人腹上，将铜器或瓦器盛热汤，安于衣布上，熨之，冷则又换热汤，即得苏醒。又治霍乱，手足转筋，亦如前法熨之即止。或用醋煮汤更良。

花蕊石

味甘，气平。无毒。

主治金疮止血，疗产妇血昏晕恶血。其形大小、方圆无定，其色黄，用大火烧过，刮末，敷金疮即止血、合口，不作脓溃。

梁上尘

味甘、平，气微寒。无毒。

主治腹内痛，噎膈[2]，中恶，鼻衄，小儿软疮。

凡使，须用城楼佛殿无烟去处者，拂下，筛用。

---

1 水：原脱。据目录补。
2 膈：原脱。据《证类本草》卷五"梁上尘"条补。

潦水

即雨泽水也。

主治伤寒发黄，煎用，取其味薄不助湿也。

甘烂水

其法：取水一盆，以杓扬之，水上起珠泡千万颗者，方用。治伤寒脐上悸，欲作奔豚，以此水煎药，不助肾气，以泄奔豚。

冰水[1]

味咸，气寒。无毒。先以水洗去咸味，乃可食之。

主治伤寒，热极发渴，消暑热毒。

代赭

味苦、甘，气寒。无毒。出代州，其色赤红如鸡冠。畏附子、天雄。其泽染衣不渝。

主治鬼疰、贼风、蛊毒，杀精物恶鬼，腹中毒邪气，女子赤沃漏下，带下百病，产难，胞衣不落，镇肝坠胎，除五脏血脉中热，血痹、瘀血，大人、小儿惊气入腹，及阴痿不起。

制法：凡使，用腊水[2]飞过，水面上有赤色如薄云者去之，然后以细茶脚汤煮之一伏时，取，研一万匝，再用净铁锅一口，火烧热底，即下白蜡一两于锅底，候熔，投新汲水冲之，入赭同煮千沸，放冷取出用。

石燕

以水煮汁饮之，治淋有效。疗消渴，妇人产难，两手各把一枚，立下。出零陵。

1　冰水：目录同。此言冰水用时先"水洗去咸味"当指"藏冰"。明·朱国桢《涌幢小品》卷十五："南方冰薄，难以收藏。用盐洒冰上，一层盐，一层冰，结成一块，厚与北方等。"故夏日取藏冰用，要先洗去表面的盐分。

2　腊水：《证类本草》卷五"代赭石"条引《雷公炮炙论》原作"蜡"，但同书卷十"大黄"作"腊"，"腊"字义长。腊水即腊月之水，或腊雪化水，古称可解一切毒。

卤碱[1]

味苦咸，气寒。无毒。一名碱。又曰石碱，生河东盐池。

主治大热消渴狂烦，除邪及下蛊毒，去五脏肠胃留热，散热消痰，磨积块，洗涤垢腻并结气，心下坚食，止呕，明目，止目痛。量人虚实用之，过服则顿损人。

腻粉

味甘，平。无毒。

主抑肺气，敛肛门。

陈壁土

主治下部疮及小儿脐风，又除油污衣，胜石灰、滑石。单用性平，治泄痢冷、热、赤、白、热毒。向东者良。

海石

味咸，无毒。

主治老痰，须与半夏同用。治郁痰与香附同用，治疝痛姜汁传送。

自然铜

味辛，平。无毒。又名石髓铅。名虽曰铜，实乃石也。形方而大小不等。

主疗折伤，散血止痛，破积聚。生邕州山岩出铜处，于坑中及石间采得。方圆不定，其色不从矿炼，故号自然铜也。又云：排脓消瘀血，续筋骨。又治产后血邪，安心定惊，以酒磨服。世人以为接骨之药，此方尽多，大抵在补气血、补胃。俗工惟务速效，以罔利迎合病人之意，殊不知此药非煅过决不可用，虽煅过而用之，速则金火毒未出，相煽为祸，不旋踵[2]也。

制法：先用甘草汤煮一伏时，令干，入臼捣细筛过，每五两，用醋二斤浸一

1　碱：原作"鹹"。时珍云："鹹音有二，音咸者，润下之味；音减者，盐土之名。后人作'鹻'、作'鹼'是矣。"此处作药名，非指味，故当音减 jiǎn，古代或写作"鹼""鹻"，今均简化为"碱"。古代卤碱乃制取食盐时滴沥下来的卤水凝结而成。

2　踵：原误作"肿"。据文义改。

宿。另造一细泥盒子，可盛二升许，用文武火养三日夜，去泥土，用火煅两伏时，研如粉。凡使，勿用方金牙，真相似，若误饵，吐杀人。

人部第八 计十七味[1]

人乳汁

味甘，气平。无毒。

主补五脏，令人肥白悦泽，点眼止泪明目，疗赤痛。妇女月水不通，饮三合即通。

乱发

味辛，微温。无毒。一名血余。

主治咳逆，五淋，利大小便，小儿惊痫。若止吐血、鼻衄，并烧存性，吹鼻内效。鼻血成流欲死者，水调方寸匕服，立效。以其补阴之功大而捷也。入膏药，散诸肿毒。

头垢

性温，无毒。

主温中，通淋闭。止噎，用酸浆水煎膏，服之立愈。

梳齿上垢：能消吹乳乳痈。

人牙齿

平。

主除劳治疟，蛊气，能托长痘疮及隐于皮肤而不出欲死者，并烧存性调服，效。

齿垽：温。和黑虱[2]研涂，出箭头，恶刺，破痈疽肿毒。

---

1 计十七味：原无，据目录补。

2 虱：原作"蚕"，"黑蚕"不明所指。《证类本草》卷十五"人牙齿"条引"李世绩"作"虱"，因据改。

耳塞

温。

主治癫狂鬼神及嗜酒。能令人失音。

童便

气寒,味咸。无毒。色黄赤者勿用。

主治寒热头痛,气热劳嗽,肺痿。除火最速,散逆血攻心,扑损瘀血,吐血衄血,和姜汁煎一二沸,乘热服效。产难、胞衣不下,姜葱同煎服,立下。临产及产后服滚过童便一杯,压下败血秽恶,可免血迷、血晕,大护心窍。凡行军捆打及受刑之人,血触心肺,喘胀欲死者,煎滚三五杯服,当得血散肿消。此救命极品。又治诸药性,有补元之功,如行船作晕,干呕不吐,渴欲饮水、闷绝者,服之最妙。治男妇虚劳方中多用之。

人中白

在露天二三年者方可用。即溺白垽。

主泻肝火,降阴火,疗鼻衄、汤火疮。又治吐血。炼成秋石,治血汗、血衄。用新瓦上逼[1]干,入麝香少许,研细用。

妇人月水

解箭毒并女劳。治金疮血涌出,取片[2]炙热熨之。

天灵盖

味咸,平。无毒。

主治传尸尸疰,鬼气伏连,久瘴劳疟,寒热无时者。此死人顶骨十字解者。烧令黑,细研,白饮和服;亦可合诸药为丸散用之。方家婉其名尔。入药酥炙用。

---

1 逼:通"煏"。《玉篇・火部》:"煏,火干也。"
2 取片:此方原用月经衣,故有"取片"之说。参《证类本草》卷十五"妇人月水"条引"陈藏器云"。

人血

主治羸病，皮肉干枯，身面起皮如鳞癣状。又治狂犬咬，寒热欲发者，并刺热血饮之。

人肉：疗瘵疾。

人胆：治鬼气，尸疰，伏连。

胞衣

主治气血羸瘦，妇人劳损，面黔皮黑，腹内诸病渐瘦悴者，以五味和之，如䭔䬼法[1] 与食之，勿令知觉。一名紫河车。另有制法，入药为丸。又有一种金线重楼，亦名紫河车，乃草药，本草名蚤[2]休。

胞衣水

味辛，温。无毒。

主治小儿丹毒，诸热毒发，寒热不歇，狂言妄语，头上无发。又治虚痞。产后三朝埋地下，过七八年化为水，挖开，甘草、升麻以搅和，罐盛，复埋之三五年后挖取。滗去水，取二味晒干，为末，治天行热病立效。

人中黄

即粪青。冬月以竹一股，刨去青，一头留节底，一头不留，内大甘草一节于竹筒内，以木塞之。将留节一头插于粪缸浸一月，取出晒干待用。治大瘟疫毒气。又能降阴虚火动，清痰消食，解一切药毒并热毒。

男子阴毛

治蛇咬，口含二十条，咽其津液，其毒不入腹。

人精

和鹰屎，亦灭瘢。

---

1 䭔䬼法：䭔（duī）、䬼（jiá）均为饼类食物。䭔䬼法即做成饼状食用。

2 蚤：原误作"早"。古代虽有通假之用，但作为药名则古无此名。因据《证类本草》卷十一"蚤休"条引《神农本草经》改。

妊妇爪甲

取为细末，置目中，去翳障。

髭须

李绩常疾，医诊之云：得髭灰服之方止。唐太宗遂自剪髭，烧灰与服。复令傅痈疮，立愈。故白乐天云：剪须烧药赐功臣。又，宋仁宗皇帝亦赐吕夷简云：古人有言，髭可治疾。今朕剪髭，与之合药，以表朕意。

禽部第九 计十七味[1]

丹雄鸡[2]

味酸，微温。凡食鸡，如畜二三年之上者，勿食其冠。盖鸡冠最毒，可杀人，即如鹤顶之类。缘鸡食诸蜈蚣等毒物，其毒皆聚于冠也。

主下气，疗狂邪，安五脏，伤中消渴，利小便，去丹毒。

乌骨雄鸡肉：主补中，止痛。

胆：微寒。主疗目不明，肌疮[3]。

肠：主遗溺，小便数。

肝及左翅毛：主起阴。

冠血：主乳难。鸡属巽，动肝火。

黑雌鸡：主治风寒湿痹，五缓六急，安胎。

血：无毒。主治[4]中恶腹痛及踒折骨痛，乳难。

翅羽：主下血闭。

黄雌鸡：味酸、甘，平。主治伤中消渴，小便数、不禁，肠澼泄泻[5]，痢疾，补益五脏，续绝伤，疗劳益气。

鸡子：主除热火疮，痫病。

---

1 计十七味：原无，据目录补。
2 鸡：此后原有"肉"字。据目录删。与《证类本草》本条合。
3 肌疮：下衍一"耳"字。据《证类本草》卷十九"丹雄鸡"条删。
4 主治：下衍一"空"字。据《证类本草》卷十九"丹雄鸡"条删。
5 泄泻："泻"，原作"洩"，乃"泄"的异体字。若改成正字，则出现"泄泄"一词，无此组词法。今遵古代多见的说法，改为"泄泻"。

卵白：微寒，疗目热赤痛，除心下伏热，止烦满咳逆，小儿下泄，妇人产难，胞衣不出。醋渍之，疗黄疸，破大烦热。即鸡子清也。

卵中白皮：治久咳逆，结气，得麻黄、紫菀和服之，立愈。

鹜肪

味甘，无毒。即鸭也。

主治风虚寒热，补虚除热，和五脏，利水道。

白鸭屎：名通。主杀石药毒，解结滞，散蓄热。家鸭为鹜，野鸭为凫。

鸭头血：止风肿。即《滕王阁序[1]》"落霞与孤鹜齐飞"是也。

鹧鸪

味甘，温。无毒。

主解岭南野葛、菌毒、生金毒，及中瘟瘴欲死不可活者。连毛熬酒渍之，生捣，取汁服之良。

雁肪

味甘、平。无毒。

主治风挛拘急，偏枯，气不通利。久食长毛发、须眉，益气不饥。孙真人曰：六七月勿食雁，食则伤神。

雄雀屎

一名白丁香。

主治齿痛，通月经，疗目痛，穿痛疖，女子带下，溺不利，除疝瘕。五月五日取者良。

雀肉：益气。

卵：强阴。

凡使，雀口黄未脱、未经淫合者之粪，名雀苏。头尖底平，是雌麻雀粪；两头尖者是雄雀粪。女人用雄，男人用雌。

制法：取来去其左右杂附者，研如粉，煎甘草汤浸一宿，焙干用。

---

1 序：原作"赋"，据原序之名改。

蝙蝠

一名伏翼。味咸，平。无毒。

主治目瞑痒痛，疗淋、利水道，明目，夜视有精光。久服令人乐，媚好无忧。

屎：用滚水淘去末，中有光星，名夜明沙。味咸，无毒。治面痈肿，皮肤洗洗时痛，腹中血气，破寒热积聚，除惊，去面皯。

凡使，得重一斤者佳。

制法：拭去肉上毛、爪、肠，留翅、脚、嘴、身肉，醇酒浸一宿，摭起，捣黄精自然汁四五两涂，炙焦为度，收之听用。

雉肉

味酸，微寒。无毒。

主补中，益气力，止泄痢，除蚁蝼。秋冬有益，春夏有毒。

孔雀屎

性微寒。

主治女子带下，小便不利。毛入目，令人目昏生翳。

鸱头

一名鸢。俗呼为老鸦。味咸，平。无毒。

主治头眩颠[1]倒，痫疾。

鸂鶒

味甘，平。无毒。

主治惊邪。食之，主短狐[2]。可养，亦辟之。今短狐处多畜之。又有五色尾，有毛如船舵[3]，小于鸭。《临海异物志》曰：鸂鶒水鸟，食短狐，在山泽中无

1　颠：原作"癫"，据《证类本草》卷十九"鸱头"条改。

2　短狐：即传说中能含沙射影使人得病的水中毒虫，又名射工、蜮等。

3　舵：原作"柂"。此处同"舵"，据改。

复毒气。台卿[1]《淮赋》云：鸂鶒寻邪而逐害。故今之言官绣放补[2]也。

鸠

一名斑鷦。味甘，平。无毒。

主明目。多食其肉，益气，助阴阳。春分化为黄褐候，秋分化班[3]鸠。

乌鸦

平，无毒。

主治羸瘦咳嗽，骨蒸痨瘵。腊月瓦瓶泥煨烧为灰，饮下，治小儿痫及鬼魅，并目中诸疾。

练鹊

味甘，平，气温，无毒。似鹳鹆，小，黑褐色，食槐子者佳。

主治风痰，益气。冬春间取细剉，炒令香，袋盛酒浸，每朝取酒，温服之。

白鸽

味咸，平。无毒。

主解诸药毒及人马久患疥。鸽，鸠类也，翔集屋间。人患疥疮，食之立愈。马患疥入鬃尾者，取鸽屎炒令黄色，为末，和草饲之愈。

又云：鹁鸽，暖，无毒。调精益气，治恶疮疥，并风瘙，解一切药毒。病者食之，能益人，不可与药并食。及多食减药力。白癜、疬疡[4]风，炒，酒服。傅驴马疥亦可。

慈乌

味酸、咸，平。无毒。

---

1 台卿：人名。姓杜，字少山，南齐博凌曲阳人。著《玉烛宝典》等书。
2 官绣放补：明清时官服前胸后背镶有金线及彩线绣成鸟兽图案的绣章，文官绣鸟，武官绣兽，不同的绣章（称为"补子"）表示不同的官阶。鸂鶒有寻邪逐害之说，故也作为官绣的补子取材之一。
3 班：通"斑"。
4 疡：原误作"肠"。据《证类本草》卷十九"白鸽"条改。

主补痨治嗽,助益虚赢,补气,并骨蒸,和五味淹炙之食良。此鸟似乌而小,多群飞作鸦之声者是。北地极多,不作膻臭,今谓之寒鸦。

鹘鸼[1]

味咸,平。无毒。

主助气,益脾胃,治头风眩晕,煮炙食之,顿[2]尽一只,极有功验。

鹈鹕

味咸,平。无毒。一名逃河。

主治赤白痢疾成疳,烧为黑灰,服方寸匕效。其鸟大如苍鹅,颐下有皮,可容二升物,展缩由袋中,盛水以养鱼。

兽部第十 计二十味[3]

龙骨

味甘,平,气微寒。无毒。畏干漆、石膏、蜀椒。得人参、牛黄良。

主治咳逆泄痢,遗精白浊,收敛神气,安心志,定魂魄,止盗汗,收湿,缩小便及止遗沥,疗阴疮,涩精气,止梦寐,辟鬼,治精魅、吐血尿血,女子崩中漏下,癥瘕坚结,小儿惊痫。疗心腹烦满,四肢痿枯,汗出,夜卧自惊,恚怒伏气在心下,不得喘息,肠痈内疽。又治诸疮久不收口者,能生肌敛口,及小儿脐疮不差,煅,乳极细,敷之愈。

龙齿

畏石膏。得人参、牛黄良。

主治大人、小儿癫狂惊走,心下结气,不能喘息,诸痉,杀精物。疗小儿五惊十二痫,身热不可近;大人骨间寒热,杀蛊毒,安魂魄。

---

1 鹘鸼:据《证类本草》卷十九"鹘嘲"条,此鸟正名"鹘嘲",别名"骨鹘",并无"鹘鸼"一名。

2 顿:原误作"颇"。据《证类本草》卷十九"鹘嘲"条改。

3 计二十味:原无,据目录补。

角：主治惊痫，身热如火，腹中坚及热泄。

制法：其龙骨上细文广者是雌，骨粗文狭者是雄。经不净及妇人手者，俱不用。取得先以香草煮汤浴过二次，捣研如粉，用绢袋盛之。将燕子一只，破其腹，取出肠，放骨末袋于燕腹内[1]，悬于井面上一宿，取其骨末重研万下，其效如神。能入肾脏。

麝香

味辛，气温。无毒。春分取生者最良。

主治温疟，蛊毒，痫痓，恶气，杀鬼精物，去三虫。疗诸凶邪祟气，中恶心腹暴痛，胀急痞满，风毒，定惊，通窍，透肌，妇人产难。又能堕胎，解蛇毒。如服吐药，呕吐不止，以少许水研服，立止。

凡使，多有伪造者。若不识，不如不用。其香有三等，第一名遗香，是麝脐满自开于石上，用后蹄尖踢脐落下，一里草木不生，草亦焦黄。人若取得此香，价同珍宝。又一等名脐香，堪用。再一等名心结香，被犬兽惊心破了，走杂诸群兽中，遂乱投水，被人收得，劈破见心，流在脾上，结作一干血块，可隔山涧早闻之。凡用麝香，在子日开，细研乳用。

牛黄

味苦，气平。有小毒。人参为使。恶龙骨、地黄、龙胆草、常山。畏牛膝、干漆。轻松重迭，微香，揩磨指甲上，透甲者为真。吐出者为生黄，为上；其次有角黄，心黄。牛病死后，识得有黄，剥之，劈破，其心中有黄如脓酱汁，取得投于水中，其黄见水聚如细蒺藜子，或如萨帝子。又次有肝黄，其牛身上光，眼如血色，多玩弄，好照水，自有夜光，恐惧人。若识得，有良法取之，其功神妙。

主治惊痫寒热，热盛狂痓，除邪逐鬼，疗小儿百病，诸痫热，口噤不开，大人癫狂，中风失音。久服清心宁神，安魂定魄，令人不忘。得牡丹、菖蒲，利耳目。

制法：凡使，研乳细如尘，乌金纸包，外用细绢包，再用薄牛皮包，悬吊于井口，去水三四尺，一宿收用。

1　于燕腹内：原脱，义不明。据《证类本草》卷十六“龙骨”条补。

阿胶

味淡，气平。浮而升，阳也。无毒。山药为使。畏大黄。得火良。入手太阴肺经、足少阴肾经、足厥阴肝经药。

主保肺益金之气，止嗽蠲咳之脓；补血虚安胎之能，治劳瘵强骨之用。止痢、止血，补肺、补肝。疗心腹内崩，劳极洒洒如疟，腰腹作痛，四肢酸疼，女子下血，丈夫小腹痛，虚劳羸瘦，阴气不足，脚弱不能久立。

出山东东平州东阿县北阿井，水煮驴皮，煎熬成膏者为真。用一片同鹿角煮，而角成膏者为佳。不则不为真也[1]。

制法：放于猪脂内浸一宿，火炙，滚水泡过，或用蛤粉炒珠，研细用之，能益肺金定喘。若肺虚损极，咳唾脓血者，非此不能除。

鹿茸

味甘，酸，气温。无毒。

主补精血，治寒热惊痫，虚劳如疟，羸瘦，四肢酸疼，腰脊痛，足膝无力，小便泄精溺血。壮阳益气，补虚强志，生齿不老。女人崩中，漏下恶血，破血在腹，赤白带下，散石淋、痈肿，骨中热疽痒，可服之良。

凡用茸，要不破损者，未曾成角者，形如小子茄。又云：毋用太嫩者。长三寸，端如鸠脑者佳。

制法：或酥、或酒炙焦，研末，入丸药，不入煎药。

鹿角

味咸，无毒。杜仲为使。

主治恶疮痈肿，逐邪恶气在阴中，除小腹血急痛，秘精髓，止腰脊痛，折伤恶血，益气。烧灰出火毒为末，酒调服，治产后血晕，灌下即醒。行血急快。七月取者佳。

骨[2]：安胎下气，杀鬼精物。不可近阴，令痿。四五月解角时取，阴干。凡使用燥。麻勃为使。

---

1 用一片……不为真也：此段在《本草经集注》作："用一片鹿角，即成胶，不尔不成也。"
2 骨：此下内容与《证类本草》卷十七"鹿茸"条相同。但据尚志钧校记，此下有"四月五月解角时取"，明言为鹿茸采收时节，非指鹿角，故本条乃鹿茸之文，非指鹿骨也。

髓：味甘，温。主治男女伤中绝脉，筋急痛，咳逆。以酒服良。

肾：甘，平。补肾气。

血：补血不足或血枯，及皮肤面无颜色。

肉：气温。补中，强五脏，益气力。生者疗口僻，割傅之。

鹿角：使之胜麋角。其角要黄色、紧重。缘此鹿食灵草，所以异于众鹿。其麋角顶上有黄色毛若金线，兼傍生小尖，色苍白者上。《乾宁记》云：此鹿与游龙相戏[1]，乃生此异耳。取角须全戴者，并长三寸，锯之，放急水中一百日，刮去粗皮一重，拭干，用酽醋煮七日，渐渐添醋，勿令少歇。每煮从亥时起，至酉时止，不用戌时火。日足，其角白色，软如粉腻，再捣成粉，却以无灰酒煮成胶，阴干，削了重筛。每十两用酒一镒，煮干为度。

鹿角霜

味咸，气温。无毒。杜仲为使。

主治五劳七伤，羸瘦，补肾益气，固精壮阳，强骨髓，止梦遗，泄精失溺。

制法：用新鲜角，截作二寸长一节，急流水浸三七日，取出刮去黑皮，用桑皮铺锅底，角安桑皮上，加水，不露角。入人参、茯苓、楮实，同煮三日夜，频频添水，不可令干。成膏，倾入细竹箕内，日晒夜霜，吐出霜，刮下用。

鹿角胶

味甘，气平，温。无毒。畏大黄，得火良。

主治伤中劳绝，腰疼羸瘦，补中益气，妇人血闭无子，止痛安胎，吐血下血，崩中漏下，赤白淋，泄精遗溺，跌折损伤。久服延年。制法见前。

犀角

味苦、酸、咸，气寒。无毒。松脂为使。恶雷丸。

主治伤寒瘟疫，头痛烦闷，心中大热，狂言吐衄咳血，及上焦蓄血，明目镇心，定惊安神，解烦乱，中风失音，小儿风热惊痫，痘疹余毒。又治发背痈疽疮肿，破脓化血，杀百毒鬼疰，瘴气蛇毒，杀钩吻、鸩[2]羽及山溪瘴毒、蛊疰，除

1　戏：原误作"虚"。据《证类本草》卷十七"鹿茸"条改。

2　鸩：原误作"鹤"。据《证类本草》卷十七"犀角"条改。

邪，不迷惑魇寐，故曰凉心解毒，杀鬼闻名。若无热毒而血虚者，或以燥热发者，用之祸至，人亦不知。

凡使，勿用奴犀、牸犀[1]、病水犀、孪子犀、下角犀、浅水犀、无润犀，惟乌黑肌粗皱、拆裂、光润者上。若经造作、药水煮浸过者不用。

制法：镑成细屑，纸包置怀中良久，取出研捣则易碎，故曰"人气粉犀"。若磨服，用尖。

凡治一切角，忌盐，效之。又妊妇勿饵。犀角属阳，其性走散，比诸角尤甚，故痘疮后，以此散余毒。鹿取茸，犀取尖，其精锐之力尽在是矣。

羚羊角

味酸、苦，气寒。无毒。入足厥阴肝经、手太阴肺经。其角多节，蹙蹙圆绕，弯中深锐紧小，有挂痕者真，白者良。

主治伤寒时气寒热，热在肌肤，湿风注毒伏在骨间，清肺肝热，明目益[2]气，安心起阴，去恶血注下，辟蛊毒、恶鬼不祥，除邪气，惊梦狂谬，常不魇寐，活胎易产，产后血冲心烦，烧末酒调。又治噎食不通，山岚瘴气，小儿惊痫。久服强筋骨，利丈夫。

虎胫骨

味辛，气微温。无毒。俗云：食虎肉，坏人齿。

主治腰膝无力或疼，筋骨臂颈，毒风挛急，不得屈伸，走注疼痛，浸酒服。风从虎，宜治风颈有力，故补腰膝而壮筋骨，祛寒湿而辟恶气，男安风毒，女保胎惊，并治恶疮。

制法：雄者胜酒，或酥炙黄用。

膃[3]肭脐

味咸，气大热。无毒。欲验其真，置睡犬傍，忽惊跳若狂；又腊月冲风处，

1　犀：原脱。据《证类本草》卷十七"犀角"条补。牸犀，即雌犀。
2　益：原误作"易"。据《证类本草》卷十七"羚羊角"条改。
3　膃：原作"温"，据《证类本草》卷十八"膃肭脐"条改，与目录合。

置盂水浸之，不冻。

主治心腹痛，中恶邪气，宿血结块痃癖，脐腹积冷羸瘦，暖腰膝，助阳气，精衰，脾胃劳极有功。鬼气尸疰，梦与鬼交，及鬼魅狐魅有验。出西戎名骨讷兽，似狐而大尾长。又云：疗劳瘵，更壮元阳，温中补肾何忧，梦与鬼交情，且定惊痫。

制法：酒浸一日，微火上炙令香，入药。

象牙

无毒。主治诸物及铁入肉，刮取屑，细研和傅疮上，其刺立出。

牛乳

微寒，无毒。

主补虚羸，止渴。

胆：味苦，大寒。除心腹热渴，利口焦燥，益目精。可作丸药，能制南星，治小儿诸风痰。

肉：甘，平。无毒。主治消渴，止哕、泻，安中益气，养胃健脾。自死者不可食之，食之令生疔毒暴死。

心：主治虚忘。

肝：能明目。

青羊胆

主明目，治青盲，疗疳湿，时行热疫。

羊肉

味甘，大热。无毒。

主暖中，字乳余疾，及头脑大风汗出，虚劳寒冷，补中益气，安心止惊。

肾：补肾，益精髓。

心：主治忧恚膈气。

肺：补肺止嗽病。

牡狗阴茎

味咸,平。无毒。

主治伤中,阴痿不起,令其强热而大,生子。除女子带下十二疾。名狗精。六月上伏取,阴干百日,可用。

胆:主明目,痂恶疮疡。孟诜[1]云:主去肠风及肠中脓血水。又白犬胆和通草、桂为丸服,令人隐形。

肉:主安五脏、补绝,轻身益气。不可多食,恐致渴。不可与蒜同食。

白狗血:味咸,无毒。主治癫疾发作。

猪肉

味甘,气寒。入足少阴肾经。

主治客热,润燥,虚羸无力,除烦,益气,肥健。

胆汁:味苦、咸。无毒。治伤寒热渴,润燥,泻,使入心通脉。

心:主治惊邪忧恚[2]。

肾:主补肾气,通利膀胱。

肚:补中益气,止渴润肤。

麂

味甘,气平。无毒。

主治五痔突出,以姜醋进之有效。又云:多食动人痼疾。

虫部第十一　计四十七味[3]

蜂

味甘、平,气微寒。无毒。

主治头风,除蛊毒,补虚羸伤中,心腹痛,大人、小儿腹中五虫、口吐出者,面目黄。久服益气。

---

1 诜:原误作"铣"。据《证类本草》卷十七"羚羊角"条引"孟诜云"改。
2 恚:原误作"志"。据《证类本草》卷十八"豚卵"条改。
3 计四十七味:原无,据目录补。

蜜

味甘,气平,微温。无毒。

主治心腹邪气,诸惊痫痓,安五脏诸不足,益气补中,止痛解毒,除众病,和百药,养脾胃,止肠澼,疗口疮,久服强志。孙真人云:七月勿食生蜜,食则暴霍乱。

制法:雷公云:凡生蜜一斤,炼得十二两者佳。若火太过与不及,皆不为美,不可用和药。

露蜂房

味苦、咸,气平。有毒。恶干姜、丹参、黄耆、芍药、牡蛎。

其窠有四,一名革蜂窠,一名石蜂窠,一名独蜂窠,一名草蜂窠是也。大者一二丈,围在树上膊者,内窠小隔六百三十个,围大者有一千二百四十个蜂。其里粘米蒂,是七姑木汁,盖是牛粪沫,隔是叶蕊。石蜂窠是在人家屋上,大小如拳,色苍黑,内有青色蜂二十一个或十四个。次有独蜂窠,只有鹅卵大,皮厚,苍黑色,只有一个蜂,大如小石燕子许,人马若遭螫着,立亡。凡使革蜂窠,先以鸦豆枕等同拌蒸,从巳至未,晒干用。一法炙用。

主治惊痫瘈疭,寒热邪气,癫疾。杀精虫毒,肠痔,疗蜂毒、肿毒,七月七日取,炙末,猪脂调涂。水煮服,下诸恶物,及疗瘰疬、乳痈恶疮。如齿痛,煎而漱之,勿咽。

黄蜡

味甘,气微温。无毒。

主治下痢脓血,续绝伤金疮,益气不饥,耐老延年。和白矾作丸,名蜡矾丸,大治鱼口疮,肿毒痈疽。然滞肠胃,不宜多服。

白蜡

味甘,气温。无毒。恶芫花、齐蛤。白蜡禀收敛坚凝之气,外科之要药也。生肌止血,定痛,补虚,续筋接骨。尝与合欢同用,长肉,膏有神效。丹溪每言二剂之妙。

主疗泄澼后重见白脓,补绝。调末服之固命。生于蜜房木石间。

蜻蛉

微寒。

强阴止精。凡使，当用大眼黄色者良。

萤火

味辛，气微温。无毒。

主明目，治小儿火疮，伤热气，蛊毒鬼疰，通神明。一名夜光。七月七日取，阴干。

石蚕

味咸，性寒。有毒。

主治五癃，破石淋，堕胎。

肉：解结气，利水道，除热。一名沙虱。生江汉地泽。

䗪虫

味咸，性寒。有毒。畏皂荚、菖[1]蒲。

主治伤寒，心腹寒热洗洗，血积癥瘕，破坚，下闭血，生子大良。一名地鳖。又名土鳖。生河东川谷及沙中，人家墙壁不湿处有。十月取，暴干。

䗪蠊

味酸，性寒。有毒。

主治瘀血癥坚寒热，破积聚，咽喉闭，内寒无子，通利血脉。生晋阳川泽及人家屋间，立秋采。

蜗牛

味咸，性寒。

主治贼风㖞僻，踠跌，大肠脱肛，筋急及惊痫。一名蛞蝓[2]。治背疽，用涎沫涂。一名蜗螺、处处有。

---

1 菖：原误作"䓘"。据《证类本草》卷二十一"䗪虫"条改。
2 蛞蝓：原误作"蝓蛞"。据《证类本草》卷二十一"蛞蝓"条乙正。

樗鸡

味苦，气平。有毒。

主治心腹邪气，阴痿，益精强志，生子，好色，补中。又疗腰痛下气，强阴多精。生樗树上，七月采，暴干。

蛴螬

味甘、咸、温，气微寒。有毒。蜚蠊为使。恶附子。

主治恶血，血瘀痹气，破折血在胁下坚满痛，月闭，目中淫肤，青翳白膜。疗吐血在胸胁腹不去及破骨，金疮内塞，产中寒，下乳汁。生河内平泽及积粪草中，反行者良。取无时。一云即诸朽木中蠹虫，但洁白。

文蛤

味咸，气平。无毒。

主治恶疮蚀，五痔，咳逆胸痹，腰痛胁急，鼠瘘大孔出血，崩中漏下，坠痰软坚，止渴燥湿，收涩固济。疗急疳蚀口鼻，数日尽欲死，烧灰腊猪脂和涂之。又治疝痛，能降能消，能软能燥，同香附末、姜汁调服。生东海，表有文，取无时。未烂时壳犹有文[1]。二蛤[2]同类，惟分新旧耳。一名伏老，伏翼化为之也。

又有魁蛤，味甘，平。无毒。主痿痹泄痢，便脓血。一名魁陆，又名活东。正圆，两头空，表亦有文，形似纺轩[3]。

猬皮

味苦，气平。无毒。得酒良。畏桔梗、麦门冬。俗名刺猬皮。

主治五痔阴蚀，肠风下血赤白、五色血汁不止，阴肿痛引腰背，酒煮杀之。又疗腹痛疝积，亦烧为灰，酒调服。生楚山川谷田野。取无时。勿用中湿。

1　文：原误作"老"。据《证类本草》卷二十"文蛤"条引"陈藏器云"改。

2　二蛤：指海蛤与文蛤两种。

3　轩：原误作"轻"。据《证类本草》卷二十"魁蛤"条改。《说文解字》卷十四："轩，纺车也。读若狂。"因据改。

蜘蛛

气微寒，有毒。

主治脱肛，狐臭，瘰疬，蛀牙，口眼㖞斜，及大人、小儿癀。七月七日取其网。疗喜忘，着衣领中，勿令人知。又蝎螫、蛇啮，涂其汁；蜂及蜈蚣毒者，生置伤处，令吸其毒竟，放水中，彼毒自出，又救其命。小儿腹大丁奚[1]，烧热啖之。赘疣，取丝缠之自落。发背疮，杵以醋和，先挑四畔，令血出根露，傅之，干即易。鼠瘘肿核痛，已有疮口出脓水，烧二七枚傅之妙。

制法：凡使勿用五色者，兼大身有刺毛生者，并薄小者，已上并不堪用。凡用须取屋上西面有网，身小[2]尻大，腹内有苍黄脓者佳，去头足，研如膏，投入药。

葛上亭长

味辛，气微温。有毒。

主治蛊毒鬼疰，破淋结积聚，堕胎。七月取，暴干。注云：葛花时取之，身墨而头赤，喻如人着玄衣赤绩，故名"亭长"。此一虫五变，为疗皆相似。二三月在芫花上，即呼为芫青；四五月在王不留行上，即呼为王不留行虫；六七月在葛花上，即呼为葛上亭长；八月在豆花上，即呼为斑猫[3]；九月十月欲还地蛰，即呼为地胆。

芫青

味辛，气微温。有毒。

主治蛊毒风疰鬼疰，堕胎。三月取暴干。雷公云：芫青、斑猫、亭长、赤头等四件，其形各不同，所居、所食、所效各不同。其芫青嘴尖，背上有一画黄；斑猫背上有一画黄、一画黑，嘴尖处一小点赤，在豆叶上居，食豆叶汁；亭长

1　丁奚：原误作"疔疮"。据《证类本草》卷二十二"蜘蛛"条引《别录》："疗小儿大腹丁奚"改。据《本草纲目》卷四十九"伯劳"条云"丁奚疳病"。丁奚，指以腹大、肌肉消瘦为特点的小儿疳病。

2　小：原误作"上"。据《证类本草》卷二十二"蜘蛛"条改。

3　斑猫：原误作"班毛"，下文又作"班猫"。今并据《证类本草》卷二十二"葛上亭长"条改。

形黑黄，生在蔓叶上居，食蔓胶汁；赤头，额上有大红一点，身黑。用各有处，凡修事，此四件并用糯米、小麻子相拌炒，米焦黑，度取去，去翅足并头用。血余裹，悬于东墙角上一夜，至天明，取用之。

地胆

味辛，性寒。有毒。恶甘草。

主治鬼疰寒热，鼠瘘，恶疮死肌，破癥瘕，堕胎，蚀疮中恶肉，鼻中息肉，散结气石[1]淋，去子，服一刀圭即下。一名蚖青，又名青蛙[2]。生汶川川谷。八月取。

黽音蛙

味甘，性寒。无毒。

主补损，祛劳，卫产虚，并杀产邪，及疗小儿赤气，肌疮[3]、脐伤，止痛，气不足。生水中，其样最多，大而青。又一种黑色，食之美味。有一种形小善鸣，唤名蜗，又名水鸡。

白僵蚕

味咸、辛，气微温。浮而升，阳也。无毒。恶螵蛸、桔梗、茯苓、萆薢。用自僵死、白色而条直者佳。勿令中湿，湿则有毒，不可用。

主治中风失音，并一切风疾。去皮肤风动如虫行，疗喉痹风肿之痰结。主诸风口噤难呼，治惊痫崩漏之病，男子阴疡，女子带下，产后余痛，小儿惊痫，夜啼惊搐，杀三虫，灭黑黯，去诸疮、班[4]疮，令人面色好。为末，傅疔疮，根当自出。中风疾痹欲死[5]者，生姜自然汁调灌之，瘥。又傅刀斧所伤，一切金疮。丹溪云：属火而有土与水并木，得金气，僵而不化。治喉痹者，取其水

---

1 石：原误作"谷"，无谷淋病名。据《证类本草》卷二十二"地胆"条改。

2 蛙：原误作"蛀"。据《证类本草》卷二十二"地胆"条改。

3 疮：原误作"伤"。据《证类本草》卷二十二"黽"条改。

4 班：通"斑"。

5 中风疾痹欲死：据《证类本草》卷二十一"白僵蚕"条引《图经》作："治中风、急喉痹欲死。"可参。

中清化之气,从以治相火,散浊逆结滞之痰。惟头蚕白色而条直、自死者佳。

制法:初收时用糯米泔浸一日,待涎出如蜗牛涎浮水面,然后摅起晒干,或用布拭干,或微火焙干。凡用去嘴,姜汤泡洗,切,晒干,炒用。

原蚕蛾

味咸,气温。有小毒。入药取雄者,去翅、足,炒用。

主补肾,疗男子泄精不固,止尿血,益精气,强阴道,能使交合不倦。又治金疮,冻疮,汤火疮,并灭疮瘢,血风肿,风瘾疹。

屎[1]:温。主治肠鸣,热中消渴,风痹瘾疹。

蚕退:主治血风病,益妇人。一名马鸣退。近世医家多用蚕退纸,而东方诸医用老眠起蚕所蜕皮。二者之用,惟东人用者为是。凡使炒过,和诸药为丸散。

缘蚕螺:主治脱肛,烧为末,猪膏调傅之,即收缩。此螺全似蜗牛,黄小,雨后好缘桑叶上。

全蝎

味甘、辛,气平。有毒。形紧小者,良。

主治诸[2]风瘾疹,及中风半身不遂,口眼㖞斜,语言涩滞,手足抽掣,小儿惊风必用。为末,酒调服,治耳聋。

制法:捕得用火逼干收之,去腹中土。有全用者,有用梢者,梢力有功。又云:炒用去毒。

桑螵蛸

味咸、甘,气平。无毒。生桑枝上者良。螳螂子是。

主治伤中疝瘕,阴痿,益精生子,女人血闭、腰痛,通五淋,利小便水道,疗男子肾衰虚损,梦寐失精,遗溺白浊。久服益气养神。得龙骨,疗泄精。

火炙黄色用,不则令人泄。

---

1 屎:原误作"尿"。据《证类本草》卷二十一"原蚕蛾"条改。

2 诸:原误作"风",与下一"风"重叠。据《证类本草》卷二十二"蝎"条改。

蝉蜕

味咸,气寒。无毒。生杨柳树枝上。五月取,蒸干,勿令蠹。

主治目昏翳膜,头风目痛,大风疮癞,消风气,皮肤瘙痒,小儿出痘疹不快,及惊痫夜啼,癫病,寒热惊悸。

斑猫

味辛,气寒。有毒。马刀为使。畏巴豆、丹参、空青。恶肤青。

主治寒热鬼疰蛊毒,鼠瘘瘰疬,疥癣,恶疮疽,蚀死肌,破石癃,利水道,通淋,消血积,妇人产难,胞衣不下,堕胎,伤人肌。七八月豆盛时取之,阴干。

制法:除去翅、足,糯米泔浸,夹糯米炒熟,米黄为度。生则令人吐泻。

虻虫

味苦,气微寒,有毒。恶麻黄。

主逐瘀血,破下血积,坚痞癥瘕,寒热,通利血脉及九窍,女子月水不通,积聚,除贼血在胸腹者,五脏及喉痹结塞。咂牛、马背出血。

炒除足、翅,方可入药。

水蛭

味咸、苦,气平,微寒。有毒。

主吮痈疽,逐恶血瘀血,月闭,破血瘕积聚,无子,利水道,能堕胎。一名蚑。生池泽,五六月采,暴干。又治折伤有功,热酒调下末一钱,食顷痛可除,更与一服。或和麝香研为末,亦一钱,酒下,当下畜血,善。苦走血,咸胜血也。经年得水犹可活。

若用之,须炒令黄色,不尔入人腹,生子为害。

即马蝗蜞,生水中名水蛭,生草中名草蛭,生泥中名泥蛭,并能着人及牛马股胫间咂血。入药当用水蛭,小者佳。此物极难死,须制停当。

蜈蚣

味辛,气温。有毒。头足赤者良。入药炙去头、足。

主治鬼疰蛊毒，开小儿口噤，啖诸蛇蛊鱼毒，杀鬼物老精，温疟，去三虫。心腹寒热积聚，堕胎，去恶血。鸡好食之。若中其毒者，即取鸡涎涂伤处，用大蒜涂之亦效。凡使勿用千足虫，头上有白肉，面、嘴尖，误则致死。

制法：入药当熟炒，生则令人吐泻。

蛤蚧

味咸，平。有小毒。

主疗肺久虚劳嗽，堪止传尸，杀鬼物邪气，咳嗽出血，下淋沥，通水道，壮阳补虚有功。

注曰：生岭南山谷及城墙或大树间，身长四五寸，尾与身等，形如大守宫。一雄一雌，常自呼其名曰：蛤蚧。最护惜其尾，或见人欲取之，多自啮断其尾，人即不收之矣。凡捕之，即存其尾，用之则力全也。《方言》曰：桂林之中守宫能鸣者，谓蛤蚧。盖相似者。

制法：凡使，须用雌雄。若雄为蛤，皮粗口大、身小尾粗；雌为蚧，口尖，身大尾小。男服雌，女服雄。去甲上、尾上、腹上肉毛，毒在眼。用酒浸，方干，将纸两重，于火上缓隔纸焙炙，待纸干焦透，取放瓷器中盛。于舍东角畔悬一宿，取用，力可十倍。勿伤尾，功在尾也。

虾蟆

味辛、甘，气寒。有毒。

主补打扑伤损，邪气，破癥坚血。痈毒发背，阴疮，揭皮敷盖，其毒肿立消。明目，治小儿疳气骨热，杀疳虫、鼠瘘恶疮，虫食下部，猘犬伤疮，狂犬咬，发狂欲死，煮食。发湿，不宜食之。眉间白脂名蟾[1]酥，治痈疽疔肿，虫牙。齿缝中出血，以纸裹少许，按之立止。

制法：其物有多般，勿误用，有黑虎，有蛄黄，有黄蚁，有蝼蝈，有蟾，其形各别。一名蟾蜍，一名䖺（音秋），一名去甫，一名苦蠪（音龙）。生江湖池泽，五月五日取东行者良。其蛤蟆[2]，皮上腹下有斑点，脚短，即不鸣；黑虎，身小黑，

1　蟾：原误作"蝉"。据《证类本草》卷二十二"虾蟆"条改。同条下文同误者，径改。
2　蟆：原作"蟆"。同"蟆"，据改。

嘴脚小斑；蚼黄，斑色，前脚大，后腿存小尾子一条；黄螟，遍身黄色，腹下有脐，长五七分，所住立处，带下有自然汁出；蝼蝈，即夜鸣，腰细口大，皮苍黑色；蟾，即黄班，头有肉角。

凡使虾蟆，先去皮、肠及爪，阴干，然后涂酥，炙令焦。每一个用酥一钱，炙尽为度。若使黑虎，即和头、尾、皮、爪并用，阴干，酒浸三日，漉出，焙干用之。

白颈蚯蚓

味苦、咸，气寒。无毒。一云有小毒。人被其毒，即以盐水浸伤处，又饮盐汤，立瘥。

主治伤寒伏热狂谬，擂汁服之愈。及疗大腹黄疸，治蛇瘕，去三虫，伏尸鬼疰蛊毒，杀长虫，仍自化作水。大解诸热毒，行湿病。若治肾脏风下疰[1]病，不可少，亦用盐汤下。一名地龙。三月取，阴干。

制法：取得，将糯米泔水浸一宿；摅起，再以无灰酒浸一日；摅起，焙干细切；将蜀椒一分、蚯蚓二分加糯米泔煮熟，去椒，存蚯蚓，晒干用。

真珠

气寒，无毒。用新完未经有眼者良。其钻透俱不堪用也。

主治小儿惊痫，发热，镇心，去目中翳障。塞耳绵裹治聋。傅面令人润泽，悦人皮肤颜色，疗疮久不收口。出廉州。

制法：用瓷碗二个，放珠于碗中，上下合盖，四面用炭火烧，珠在碗中爆碎存性，研细入药，不则爆散无遗。

牡蛎

味咸、平，气微寒。可升可降，阴也。无毒。贝母为使。得甘草、牛膝、远志、蛇床良。恶麻黄、吴茱萸、辛夷。

主疗男子梦寐遗精，虚劳乏力，补肾气，女子崩漏，赤白带下，荣卫往来虚热，止盗汗虚汗，泄水气，疗伤寒寒热，温疟洒洒，惊恚怒气，除拘缓，瘰疬，痈肿，喉痹，鼠瘘，心下胁气挟痛，软积消痞，涩大小肠滑及精气。以柴胡引之，

---

1 疰：原误作"产"。据《本草衍义》卷十七"白颈蚯蚓"条改。

能去胁下硬；以茶引之，可消结核；以大黄引之，能除股间肿；用地黄为使，能益精收涩，止小便。

制法：有石牡蛎，头边皆大小。又有石鱼蛎，夹沙石。还有海牡蛎，令人无髭。用真牡蛎，用盐水煮后，入火煅通赤存性，出火气，研如粉用。

五灵脂

味甘，气温。无毒。即寒号虫粪也。出北地。

主行血止血，疗心腹冷气，小儿五疳，辟疫，治肠风，通利气脉，女子月闭，产妇血晕，行经血。炒能止血，妇人心痛刺痛，甚效。生能行血，炒过止崩，然不能生血耳。

制法：先以酒研飞炼，令出沙石，方用。

真珠牡

味咸，气温。无毒。用不伤破、完全新者，为佳。

主治手足皮肤逆胪，镇心。绵裹塞耳治聋。傅面令人润泽好颜色。粉点目中，主治肤翳障膜。能泻肝经风热，故明目。出南海。

制法：取净新者，以绢袋盛之，然后用地榆皮、五花皮、五方草三味，各四两，细剉，又以牡蛎约重四五两，以米先置于平底锅中，四边塞稳，方下真珠牡于上。又下剉碎三草，笼之，以浆水煮三日夜，勿令火歇。出时用甘草汤淘之令净，于石臼捣令细，以绢重罗筛过，更二三万下用。

玳[1] 瑁

性寒，无毒。

主解岭南百药毒。俚人刺其血饮，以解诸药毒。大如帽，似龟，甲中有文。生岭南海畔山水间。

海蛤

味苦、咸，气平。无毒。蜀漆为使。畏狗胆、甘遂、芫花。

---

1 玳：原作"瑇"。同"玳"，据改。

生消水气，去瘿瘤，消浮肿，除咳逆，定喘急，除烦燥。疗胸前痛，退寒热，并蠲阴痿[1]，久服可令阳起。生东海。

制法：凡使，勿用游波蕈骨，其虫骨[2]真似海蛤，只是无面上光。若误饵，令人狂走，拟投水。时人为之犯鬼心狂[3]，以醋解之，立瘥。凡修事，用浆水煮一伏时，却以地骨皮、柏叶二味，又煮一伏时，毕，用东流水淘二遍，拭干细捣，研如粉，每一两用地骨皮二两，并剉碎，以东流水淘用。

蛤蜊

性冷，无毒。

主润五脏，止消渴，开胃，解酒毒。能治癖，除寒热，及妇人血块，煮食之。与丹石相反，服丹石人食，腹结痛。

壳：火煅过，研为粉，名蛤粉，同香附末以姜汁调服，能治疝气痛。取其能降能消、能软能燥也。

蚬音显

性冷，无毒。

主治时气，开胃，压丹石药及疗疮，下湿气，下乳，糟煮服良。生浸取汁洗疗疮。多食发嗽并冷气，消肾。

陈壳：治阴疮，止痢。

肉：寒。明目，去暴热，利小便，下热气脚气，湿毒，解酒毒目黄。浸取汁服，主消渴。

烂壳：烧为白灰，饮下，治反胃，吐食，除心胸痰水及失精。可用陈久者，良。

蚌蛤

性冷，无毒。

1　痿：原误作"瘘"。据《证类本草》卷二十"海蛤"条改。
2　骨：原误作"蛤"。据《证类本草》卷二十"海蛤"条改。
3　狂：原误作"征"。据《证类本草》卷二十"海蛤"条改。

主明目，止消渴，除烦，解热毒。补妇人虚劳下血，并痔瘘，血崩带下，压丹石药毒。以黄连末内之，取汁点赤眼并暗昏良。

烂壳粉：饮下，治反胃痰饮，此即是宝装大者。止疳及痢，并呕逆、痈肿，醋调傅。兼能制石亭脂。蚌、蚬二味，大同小异。《衍义》言其冷，不言其湿。多食则发痰，以其湿中有火，久则气上升而不降，因生痰多热，热则生风，何之？

车螯

性冷，无毒。

治酒毒，消渴，消酒并痈肿。

壳：治疮疖肿毒，烧二度，各以醋煅捣为末。又甘草等分酒服，以醋调傅肿上，妙。车螯是大蛤，一名蜃，能吐气为楼台。海中春夏间，依约岛溆，常有此气。

蚶

性温。

主治心腹冷气，腰脊冷风，利五脏，健胃，令人能食。每食毕以饭压之，不则令人口干。又云：温中消食，起阳。时最重，出海内，壳如瓦屋。又云：无毒，益血色。久年墙壁间陈壳，烧令通赤，以米醋淬煅三次，治一切卒心疼，及一切血气，冷气，癖癥瘕。其壳名瓦垄子，醋淬三次，埋令坏，醋膏丸，治一切气血瘕癥。

淡菜

性温。

补五脏，理腰脚气。益阳事，能消食，除腹中冷气并痛，消疫癖气。多食令人头闷目暗，可微利即止。北人多不识，虽形状不典，而甚益人。补虚劳损，产后血结，崩中带下，癥瘕腰痛，润毛[1] 发。

---

1 毛：原误作"色"。据《证类本草》卷二十二"淡菜"条改。

鼠妇

味酸,温,性微寒。无毒。人家地上处处有之。

主治气癃,不得小便,妇人月闭血瘕,痫痓寒热,利水道。仲景用治久疟。

田中螺[1]

大寒,无毒。

主治目中热赤肿,止渴。不可多食。

其肉:敷热疮。

壳:主治反胃。

汁:能醒酒。

牡鼠

性微寒,无毒。

主疗踒折跌筋骨,捣敷之,三日一易。

四足及尾:主妇人坠胎[2]及易出。

肉:热,无毒。主小儿哺露大腹,炙[3]食。

粪:主治小儿痫疾,大腹,时行劳复。

鱼部第十二 计二十一味[4]　附蛇类 计九种[5]

乌贼鱼

味咸,气微温。无毒。恶白敛、白及、附子。

主疗女子崩中,漏下赤白,经汁血闭,阴蚀肿痛,寒热癥瘕,无子,惊气入腹,腹痛环脐,阴中寒肿。令人有子。又止疮多脓汁不燥。

肉:味酸,平。主益气。生东海池泽,取无时。

---

1 田中螺:其后原有"汁"字。据目录及正文内容删。
2 坠胎:原误作"胎压"。据《证类本草》卷二十二"牡鼠"条改。
3 炙:原误作"灰"。据《证类本草》卷二十二"牡鼠"条改。
4 计二十一味:原无,据目录补。
5 计九种:原无,据目录补。

骨[1]：治心痛，杀虫，消目中浮翳，阴头痈疮，傅末良。一云乌贼鱼，即海螵蛸。退翳杀虫，治崩攻痢，更治耳聋。其血于墨[2]，能吸波噀墨以溷水，所以自卫。有八足聚于口傍，浮泛于水面，乌见，谓其必死，欲啄之，则聚足抱乌拖入水中食之，故名乌[3]贼鱼。

制法：凡使，勿误用沙鱼骨，缘相似，只是上纹横，不入药。要认上纹顺者真。用血卤作水浸，并煮一伏时，拥出，于屋下掘二地坑，先将炭火烧坑，去净炭火，放骨一宿，至天明取出用之，其功加倍。

鳛鱼

味甘，性寒。无毒。

主治湿痹，面目浮肿，下大水，疗五痔，有疮者不可食，令人瘕血。一名鮦[4]鱼。与小豆合煮，疗肿甚效。

鮧鱼

味甘。无毒。

主治百病。一名鳀鱼，一名鲇鱼。又有鳠鱼，相似而大。赤目、赤须者杀人。

鲫鱼

味甘，温。无毒。

有和中温胃之功。能治诸疮，烧以酱汁和涂之。或取猪脂煎用。又治肠痈，小儿头疮，口疮，重舌，目翳。合莼作羹，治胃弱不下食；作脍，治肠风下血，久患赤白痢。丹溪云：诸鱼属火，惟鲫鱼属土，故能入阳明而有调胃实肠之功。若食之多者，未尝不动火也，慎之。又云：诸鱼之性，无德之伦，故能起火。不可合猴、雉肉食，不宜与猪肝同食。

---

1 骨：据《证类本草》卷二十一"乌贼鱼骨"条，以上"主疗"即乌贼鱼骨的功效，此处增加而已。

2 于墨：《证类本草》卷二十一"乌贼鱼骨"条作"如墨"，义长。

3 乌：原脱。据《证类本草》卷二十一"乌贼鱼骨"条补。

4 鮦：原误作"铜"。据《证类本草》卷二十"鳛鱼"条改。

鲍鱼

味辛,臭,气温。无毒。

主堕腿[1]蹶跪折,恶血血痹在四肢不散者,女子崩中血不止。勿令中咸。

鲤鱼

味苦、甘,气寒。无毒。

主治咳逆上气,黄疸,止渴。生煮疗水肿,脚满下气。

胆:主治目热赤肿,青盲,久服明目,强悍益志气。

骨:主女子赤白带下。

齿:治五淋,石淋尤佳。

鳗鲡鱼

味甘。有毒。

主治五痔,疮瘘,杀诸虫,愈痔,退骨蒸劳热,补五脏虚损,消项、腮白驳风热。

鮀鱼甲[2]

味酸,气微温,有毒。蜀漆为使。畏狗胆、芫花、甘遂。

主治心腹癥瘕,伏坚积聚,寒热,女子崩中下血五色,小腹阴中相引痛[3],疮疥死肌,五邪涕泣,时惊,腰中肿痛,小儿气癃,眦[4]溃。

肉:治少气[5]吸吸,足不立地。生南海池泽。

鲛鱼

一名沙鱼,又名鰒鱼。

1　腿:原作"骽"。同"腿",据改。
2　鱼甲:原作"甲鱼",据《证类本草》卷二十一"鮀鱼甲"条乙转。鮀鱼,即鼍,鳄鱼之类。
3　小腹阴中相引痛:原作"水腹阴中相隐",义晦。据《证类本草》卷二十一"鮀鱼甲"条改。
4　眦:原误作"皆"。据《证类本草》卷二十一"鮀鱼甲"条改。
5　少气:原作"小儿",今据《证类本草》卷二十一"鮀鱼甲"条改。

主治蛊气蛊疰[1]方用。即装刀靶鲻[2]鱼皮也。

白鱼
味甘，气平。无毒。

主助胃气，开胃下食，去水气，令人肥健。大者六七尺，色白、头昂。生江湖中。

鳜鱼
味甘，平。无毒。

主治腹内恶血，益气力，令人肥健，去腹内小虫。背有黑点，味尤重。昔仙人刘凭常食，即石桂鱼也。

青鱼
味甘，气平。无毒。鲊不可同生胡荽及生葵、麦酱食。

主治脚气湿痹。作鲊与服丹石人相反。

眼睛：主能夜视。

头中枕：蒸取干，代琥珀用之。磨服，治心腹痛。

胆：治目暗，滴汁于目中，或挂阴干，磨水点目，并涂恶疮。

河豚鱼
味甘，气温。有毒。

主补虚，去湿气，理腰脚，去痔疾，杀虫。江、河、淮皆有。

石首鱼
味甘。无毒。头中有石，如棋子。

主治石淋，磨服之。又将此石烧灰为末服。和莼菜作羹，开胃益气。劈片暴干，名鲞鱼，诸病宜食。初出水，能鸣，夜视有光。又有野鸭中有石，云

---

1 蛊气蛊疰：原误作“虫气虫疰”。据《证类本草》卷二十一“鲛鱼皮”条改。

2 鲻：原脱。据《证类本草》卷二十一“鲛鱼皮”条补。鲻，音鹊。

是此鱼所化。生东海。又云鲜食，不疗病。

鲻鱼

味甘，气平。无毒。

主开胃，通利五脏，久服令人肥健。此鱼食泥，与百药无忌。似鲤，身圆，头扁，骨软，生江海浅水。

鲈鱼

平。

主补五脏，益筋骨，和肠胃，治水气。多食宜人。作酢尤良。又暴干，甚香美。虽有小毒，不至发病。一云：多发痃癖疮肿，不可与乳酪同食。

鲎

平。微毒。

治痔，杀虫。多食发嗽并疮癣。其壳入香，能发众香气。

尾：烧焦，治肠风泻血，并崩中带下及产后痢。

脂：烧，能集鼠。

马刀

味辛，微寒。有毒。

主治漏下赤白，寒热，破石淋，杀禽兽贼鼠，除五藏间热，肌中鼠瘘，止烦[1]满补中，利肌关。用之当炼，得水烂人肠。又云：得水良。一名马蛤。

鳝鱼

味辛，大温。无毒。凡头有白色如连株至脊上者，腹中无胆者，头中无腮者，并杀人。鱼汁不可合鸬鹚肉同食。又不可合白犬血食，俱损人。

主补中益血，善补气。疗㖞唇。又妇人产前有疾可食。五月五日取骨头烧之，为末，止痢。

---

[1] 烦：原作"渴"。《证类本草》卷二十二"马刀"条作"烦"，义长，据改。

蟹

味咸,气寒。有毒。杀莨菪毒、漆毒。紫苏能解此毒。

主治胸中邪气,热结痛,喎辟面肿。

黄:能化漆为水血。烧,能集鼠、招蝇,故能散血而愈漆疮,并养[1]筋益气。

爪:主破血胞,堕胎。

虾

无须及煮色白、腹中通黑,皆不可食。生水田沟渠中者,有小毒。治小儿患赤白游肿,捣碎傅之。

蛇蜕

味咸,气平。无毒。一云有毒。色白如银、完全、石上者佳。恶磁石及酒。

主疗小儿百二十四种惊痫、瘨疭、癫疾,寒热肠痔,虫毒。蛇痫,弄舌摇头,大人五邪,言语僻越,缠喉风,头疮,瘰疬恶疮,呕咳,明目去翳,催生,去白癜风。火熬之良。一名龙子皮,又名龙子单衣。

制法:凡使,先于屋下掘一坑,可深一尺二寸,安蛇皮于中一宿,至卯时取出,用醋浸一时,炙干用。

白花蛇

味甘、咸,气温。有毒。

主治中风瘫痪,湿痹不仁,筋脉拘急,口眼喎斜,半身不遂,骨节疼痛,大风疥癞及暴风瘙痒,脚弱不能久立。此蛇治风速于诸蛇。一名褰鼻蛇。

制法:凡用,去头尾,酒浸三日,去酒火炙,去皮骨,取中段用尤妙。

乌蛇

味甘,气平。无毒。背有三棱,色黑如漆,尾细尖长者佳。眼下陷者为真。

1　养:原脱。据《证类本草》卷二十一"蟹"条补。

主治诸风瘾疹，疥癣，皮肤不仁，湿痹拘挛，口眼㖞斜，大风恶癞，诸疮顽痹风热。可入丸散。其蛇性善，不啮物。江东有黑稍蛇，能缠物至死，亦如其类。生商洛山。

制法：酒浸去头尾，炙熟，去皮骨，入丸散，亦酒合膏。

金蛇

无毒。

解生金毒。人中金药毒，取蛇四寸，炙令黄，煮汁饮，频服之，以差为度。大如中指，长尺许，常登木饮露。身作金色，照日有光。

银蛇

无毒。

解银药毒。人中金毒，候之法：合瞑取银[1]口中含，至晓，银变为金色者是也，令人肉作鸡脚裂。生澄州。

蝮[2]蛇胆

味苦，气微寒。有毒。

主蜃疮。肉：酿作酒，疗巅疾，诸瘘，心腹痛，下结气，除蛊毒。其蛇腹吞鼠，故有小毒。疗鼠瘘最效。

败龟板

味咸，气甘。阴中阳也。无毒。卜师钻过者良。恶沙参。畏狗胆、蜚蠊。勿令中湿，中湿即有毒。

主疗崩中，漏下赤白，破癥瘕痎疟，五痔阴蚀，湿痹四肢重弱，瘫缓，小儿囟不合，头疮难燥，心腹痛，腰背酸疼，骨中寒热，伤寒劳复，或肌体寒热欲死。大有补阴之功，力猛，兼去瘀血，续筋骨，治劳倦。其能补阴者，盖龟乃

1　银：原脱，语不通。据《证类本草》卷二十二"金蛇"条补。

2　蝮：原作"馥"。考本草无此蛇名，乃"蝮"之误。据《证类本草》卷二十二"蝮蛇胆"条改。

至阴之物，禀北方之气而生，故能补阴，治阴血不足，止血，主四肢无力。因其至灵于物，故用以补心甚验，方家以此照鹿角胶煎法熬成，名玄武胶，入药尤快捷。

制法：凡用版，以酥炙，或用猪脂、酒炙黄皆可。如熬膏，每龟板十斤，用茵陈二两，如煎鹿角胶法同。

鳖甲

味咸，气平。无毒。恶矾石。三足者不可食，不可与鸡子并食，合苋菜食伤人。

主疗心腹癥瘕坚积，寒热，去痞，鼻中息肉，阴蚀痔恶肉，消疮肿，温疟劳瘦，骨蒸劳热，小儿胁下坚，妇人漏下血瘕，腰痛，五般羸瘦，堕胎。

肉：味甘。主伤中益气，补不足。

制法：凡使绿色、九肋、多裙、重七两者。用如治破癥、消块、定心，每用米醋下火煎之。若治劳去热，用童便昼夜煮。俱用六一泥固济瓶口，煮毕去裙，留骨于石上，捶碎，石臼内捣成粉，以鸡皮裹之，取东流水三两斗，盆盛，阁于盆上一宿，至于明，任用，力有万倍。

鲮鲤甲

气微寒。有毒。即穿山甲。

主治诸恶疮疥癣，痔瘘，乳痈吹乳，并烧存性为末，酒调服，傅之皆效。《图经》云：日中出岸，开鳞甲若死，令蚁入中。蚁满便闭而入水，蚁皆浮出，因接而食之，故治蚁瘘更效。及治风痹，疗山岚瘴气疟病，产后血气冲心血晕，妇人被邪啼哭，及诸痊疾，小儿惊邪气痔，下脓血，腹中气血将结，凝滞生痈，非此不能除。

此药能和血通气，无往不利。皆处有之。取捕无时。

制法：滚水浸七日七换，细剉，蚌蛤粉拌炒成洣[1]用。

---

1 洣：原文如此。"洣"乃水名，用于此处不通。考《证类本草》"鲮鲤甲"条及《本草纲目》"鲮鲤"条均无此炮制法。然穿山甲片伴蛤粉炒泡，习称"甲珠"，故此推测"洣"乃"珠"字之误。

校 后 记

《药性会元》三卷，明·梅得春编集，于万历二十三年（1595）付梓刊行。

一、作者与内容特点

（一）关于作者

作者梅得春，字元实，钱塘（今浙江杭州）人。从其书序言可以推知，梅氏的主要医学活动在明万历年间（1573—1620）。据记载，梅氏"才如操割，谭若悬河"，具有渊博的学识和极佳的口才。和当时许多知识分子一样，梅氏也曾有过仕途之梦，但"祇以数奇"，运气不佳，最终也不过是一名普通的幕僚。然而他的精湛医术，在同僚间颇有名气。据说甲午年（1594），其同僚刘司理病重，到了"微息垂绝，群医视之却步而走"的程度，后来因为梅氏的处方用药，才得以起死回生，不过十几天就康复如初。他在任上的时候，曾经遇到过疫病流行。经过他的救治，据说"所全活无算"。梅氏近乎神奇的用药，是因为他对药性有过深入的研究。他所编撰的三卷《药性会元》，集中反映了他丰富的临床用药经验。嗣后梅氏将倾注他毕生心血的《药性会元》书稿，呈送给地方官湖广承宣布政使陈性学过目，大获陈氏奖掖。在陈性学的帮助之下，《药性会元》得以在万历二十三年（1595）出版。

有关梅氏的生平，除了《药性会元》一书的序言之外，别无其他史料。倒是梅氏在《药性会元》中论药时，透露了他的一些行踪。例如书中人参条之末记曰："余在都中，每见医以人参浪用，不审可否，惟概补之，往往毙伤不可胜计。同志者慎之。"这一记载，印证了当时温补之风在京城的风行。梅氏亲睹不辨药性、致人死命的事例，对此深恶痛绝。除告诫"同志者慎之"而外，撰写《药性会元》，恐怕也是打算一纠世风。由于梅氏的书出版之时，李时珍的《本草纲目》也才刚出版两年，从当时书籍流传的速度和梅氏书中的内容来看，可以肯定的是，梅氏没有引用过《本草纲目》的内容，而是较多地引用了《证类本草》与《本草衍义补遗》，并把他自己多年的临床经验，灌注于书中，为后世处方用药提供某些借鉴。

（二）内容和特色

《药性会元》是一部小书，仅三卷，目录记载药物 560 味，正文实有药 562 味。这些药物被分布在草、木、菜、果、米谷、金、玉石、人、禽、兽、虫、鱼部等十二部之下。从药物分类的角度来看，并无新意，不过是承袭了当时流行的宋·唐慎微《证类本草》和元·王好古《汤液本草》二书的分类法而已。要论该书的特色，其实就体现在书名"会元"之中。

据陈性学序的解释，所谓"会元"，就是"统会杏林百氏之元"。他还打了个比方："譬之天道，会四气之元而繁育品汇，然兹'会元'之义所由取也。"这里的"元"，有"善""精华"之意。《尚书·舜典》："柔远能迩，惇德允元。"孔颖达对"元"的解释是："元，善之长。"从这个意义来说，梅氏此书，旨在统会集中医学各家之长，以帮助后世医家临床用药，扶助群生。

作为一名临床医生，梅得春编书时唯一关注的是如何突出各药的主要用途，并不在意注明哪些是何人之见。甚至在选药立条的时候，他也只是从处方用药的角度出发，确定药味。例如该书将熟地黄、生地黄，白芍药、赤芍药，草乌、川乌等药分别立条，这就是根据临床用药而来的。从药物来源来说，古代一般本草都将生、熟地黄并于"地黄"条，赤、白芍药并于"芍药"条，川、草乌并于"乌头"条。为了临床实用，梅氏采用了一般不注出处，统为直叙的述药方式，将与临床关系最为密切的内容简洁地予以介绍。

《药性会元》几乎全是药物各论。每一药物所介绍的内容大致分成三大块：

一是在介绍药物的性味、良毒、反畏之外，必明其升降、浮沉、阴阳、归经。这部分内容多受金元医学的影响。

二是列举药物主治及用药法，或阐释药理。这是药物的主体内容，也是该书的精华所在。作者将诸家用药的要点用自己的话加以归纳，并结合配伍治疗，介绍诸药的具体用法。这部分内容极为扼要简洁，颇为实用。

三是在药物主体内容之后，或附述药物形态及质量鉴别，或简述药物炮制等。有则述之，无则省之。

从书中论药可以推知，梅氏主要参考的是《证类本草》《汤液本草》和元·朱丹溪的《本草衍义补遗》。其中对朱丹溪的用药法引述尤多。但作者并没有照抄以上各书所引诸家药论，而是将它们糅合起来，加上作者自己的用药心得，再予以表述。在学术观点上，该书明显地反对滥用温补药品。除前述披露滥用人参为害的例子外，在"仙茅"条下亦载有："余曾见一人无子，嗜服此药，后致吐血而殒。书此戒之。"而仙茅正是当时温补派喜用的药物之一。

梅氏服膺于朱丹溪之说，因此，其书虽基本不注明药论出处，但对朱丹溪却经常推崇备至。例如在金石药的使用方面，梅氏就提到了朱丹溪的见解，并声明其并无与朱氏相悖谬之处。该书卷下"金石部"中，梅氏有专门的"金石论"，其文曰：

"观夫金石之药，旧本赞其功力，非云神仙，即云不老；不曰补肾，则曰兴阳。嗟乎！斯道之谬也。以慓悍之剂，而制气血之躯，则其为祸匪细，况博济乎！故丹溪先生恐人惑用，略不载之。兹既纂成一帙，少有不备，非全书矣。顾其中亦有不可阙者，是仅存之以俟审择。若不明其祸端，正谓隐恶扬善，其误人之责归谁欤？"

全书除药性这一重点内容之外，也记载了一些药物来源、鉴别、炮制等方面的内容。关于用药品种的论述，可见于栀子、合欢等药物之下。如栀子条下云：

"生山间者，为山栀子。人家园圃栽者为黄栀子，不入药。方中所用山栀，形最紧小，七棱至九棱者良。"

这与《汤液本草》所说的"栀子大而长者染色，不堪入药"是相吻合的。又合欢条下记云：

"又一种，一名合欢皮，考之乃槿树皮，而治肺痈，以收敛其疮口。亦能蠲忿。因其功治效验，原性虽无，宁忍遗弃？附之此，备参考，实非合欢皮也。"

鹿茸条下，作者还记载了当时对药材的要求：

"凡用茸，要不破损者，未曾成角者，形如小子茄。又云：毋用太嫩者。长三寸，端如鸠脑者佳。"

这些记录，对现代研究药物的品种来源等甚有参考价值。

二、底本流传及选定

谈起明代的本草，人们自然首先想到的是《本草纲目》。毋庸讳言，李时珍在本草领域的光辉业绩使得与其同时代的一些医药学家黯然失色。但是，星空的璀璨永远是群星同耀的结果。因此，研究中国药物，也必须同时注意《本草纲目》之外的其他各具特色的本草著作。与《本草纲目》几乎同时问世的《药性会元》就是这样一部少为人知的临床药书。

该书于万历二十三年（1595）出版后，曾由清初《千顷堂书目》著录，然未见后世医书本草引用。今存世者惟日本存刻本一部[1]，美国存清康熙间抄本一

1　见载于日本国立公文书馆内阁文库1956年撰《（改订）内阁文库汉籍分类目录》。

部[1]，后者乃据前者抄录。本次校点的底本乃日本刻本的复制件。该本原由内阁文库馆藏书目著录为枫山文库（即红叶山文库）旧藏。该文库由德川幕府始建于庆长七年（1602），明治十七年（1884）归入太政官文库（即后之内阁文库）。

原书署为明·梅得春编集，王纳谏刻，明万历二十三年（1595）序刊本。日本国立公文书馆内阁文库藏。三册。书号：子44-17。原书胶片无标尺，版框尺寸不明。每半叶十行，行二十二字。白口，无鱼尾，正文四周单边。首为万历二十三年陈性学"药性会元序"。序后钤有三章，依次为"丁丑进士""经筵侍御""还冲"。次为目录、正文。各卷前有分目录，卷首题署为"新锲药性会元 / 钱塘元实甫梅得春编集 / 马平夷仲甫陆可行考订 / 楚零可贞甫王有恒同校 / 周南君采甫王纳谏梓行 / 楚靖后学陈谟誉次"。

三、校点中所遇问题与处理法

由于《药性会元》一书在中国已经失传，因此，在点校该书时，确实找不到可资对校之刊本。鉴于明代一般坊刻的医书在质量上是比较低劣的，异体字、俗字、别字甚多，故在校点中，我们只有借助作者曾经参考过的著作，并结合医学一般的义理，来进行点校。对于已经给了出处的文字，便使用所引原书进行他校。

但是，由于作者一般引文不注明出处，且经常在引文时进行化裁，校点遇到的困难就很大。为了找到他校之书的校改依据，增加了很大工作量。对省略过分，以致文义难明的内容，则参考上述提到的《证类本草》《汤液本草》和《本草衍义补遗》三书，根据药名与行文文义予以注解，使原义更为明确。如卷下"蝮蛇"条："蝮：原作'馥'。考本草无此蛇名，乃'蝮'之误。据《证类本草》卷二十二'蝮蛇胆'条改。"

如果本书引文与前代本草原著差别较大，就不改引文，出注说明，以供参考。如卷中"苏方木"有云："其中心泥功倍常。"其中"中心泥"三字文义不清，但在各书"苏方木"条中，均无"中心泥"一说。因而注云："中心泥：《证类》卷

1　见载于屈万里撰《普林斯顿大学葛思德东方图书馆·中文善本书志》，台北艺文图书公司1975年出版。

十四"苏方木"条引"雷公"云："中心文横如紫角者，号曰木中尊色，其效倍常百等。'供参考。"

作者在写作此书时，注重的是实用，很少斟酌语言文字，致使该书有些地方文理欠畅，甚至难以理解。书中有一些用词是民间俗语，用字又不规范，往往利用一般字书解决不了释义的问题。对此，我们在校点时尽己所能，作一些简单的注释。如卷中"葡萄"条有云"其苗即木通"，本来这句话也没什么难以理解的，但为了避免读者产生误解，我们还是加了注释："其苗即木通：据《证类本草》卷二十三'葡萄'条引《图经》云：'故俗呼其苗为木通，逐水利小肠尤佳。'此俗呼为'木通'，并非现今作为利尿通淋药通用的木通。"又如本书中经常可以见到"潭去水"，其中的"潭"字，我们也加了注，这实际上通"泌"，有"滤汁留滓"的意思。虽然本次的校点中注释并不是重点，但为了使该书真正发挥其临床实用的作用，我们还是尽力而为。其中校点注释有误的地方，欢迎读者不吝指教。

药名拼音索引